熊倉伸宏

肯定の心理学

空海から芭蕉まで

新興医学出版社

この本を手にされた方へ

なぜ生きるのか。この問が、人が人である条件だとしたら、心の臨床家は、この問をどのように受け止めれば良いのか。生の肯定。それこそが幻想なのか。答えることが不可能な問。現代心理学は生の問、つまり、精神性の世界から、目を逸らしてきたのだろうか。

この問に正面から挑んだ先達がいた。もっとも日本的で、それ故に、世界の智者となった二人。空海と芭蕉。

彼らが見い出した真実、神の殺害の時代を経ても、現代に引き継がれた「心の形」を、私なりに再発見し、ここに、「肯定」の心理学として発表させていただく。

読者も共感されることを願う。

二〇一二年五月二十一日

熊倉伸宏

　

目　次

プロローグ
……「人間の問」について……　1

第Ⅰ部　「肯定」の心理学
……空海の世界……　3

第1章　「肯定」の心理学
……空海「即身成仏義」を読む……　4

第2章　「空しさ」の心理学
……空海「般若心経秘鍵」を読む……　26

第3章　「共感」の心理学
……空海「声字実相義」を読む……　56

第Ⅱ部　「寂び」の心理学
……芭蕉の世界……　89
第1章　「寂しさ」の心理学
……「非在」の自己への出立……　90
第2章　「言葉」が生まれるとき
……アビゲール・フリードマン『私の俳句修行（岩波書店）』を読んで……　120
エピローグ
……「心の形」について……　137
おわりに　149

JCOPY 88002-176

プロローグ……「人間の問」について……

既に二〇年以上も前のこと、診察室での小さな出来事である。医学的に必要な処置を行って、私は或る患者の診察を終えた。それで治療はすべて終わったはずだった。しかし、最後に患者は、私に、一言だけ問うた。

「なぜ私は生きなければならないのですか」

私はまだ若かった。そして、応えるべき言葉を失った。私は、その問の前で無力だった。実際に、私が学んだ医学、心理学、哲学は、この問に答えるものではなかったし、この問を立てることすらしなかった。そのことを私は既に痛感していた。人間の無力。この件を土居健郎先生と話し合った。何かの答えを与えてくれると期待した。しかし、先生は、ただ、独り言のように呟いただけだった。

「人間、この怪物を如何に分かれというのか」

先生の一言は私の甘さを、即座に、白日の下に暴いた。気の利いた対処法の伝授を求める気持ちが、私の中にあったのかもしれない。師の力量を試す気持ちすらあったのかもしれない。そこに隠された私の真意は、実は、人間の不可解を恐れ、そこから目を逸らすことだった。生の意味を自分で考えることが恐ろしかったのだ。その私の甘さが、患者の前で露呈しただけだった。

時に、治療者の言葉より、患者の苦悩の方が深い。先生と私はそのように話し合った。話を聞いた以上は、何もできなくても患者とそこに留まる他にない。それが治療者の仕事である。

「しかし……」

それ以上、先生は語らなかった。先生の無言は私に問い掛けた。臨床に留まれるのかと、私にその勇気があるのかと……。


自然の前の人間の無力。そこで人は何を見て、何をするか。そこに人間による人間の問が在る。心の臨床家が避けられないテーマが在る。私は、それに応えるために、この本を書いた。ここに描く新しい「心の形」を、私は「肯定」の心理学と名付けた。

第Ⅰ部　「肯定」の心理学

……空海の世界……

第1章　「肯定」の心理学
……空海「即身成仏義」を読む……

1. 「肯定」の心理学

「私は存在する価値がない」、自殺念慮を持つ者は、そう訴える。自殺予防では、自己否定的思考・衝動に対処することこそが難しい。「自分が自分を肯定する」。誰もが自ら望んでいるはずのこと、それだけのことが、なぜ、これ程に難しいのか。彼らの語りは、なぜ、これ程に説得的なのか。

絶望と接することは、「人間であること」の悲惨を直視することである。目を逸らさないこと、「ありのまま」に受け止めること、それが出来なければ心の治療者ではない。それには、ある種の基本的肯定が必要である。それは絶対的な人間肯定に近い。臨床経験を積むと、治療者の中に自ずと、そのような肯定的自己が育ってくる。私の中にも、そのような自己が育ってきた。

しかし、肯定的自己は、私にとって、居心地の良いものではなかった。他者を肯定するとは、他者を裁き肯定することではないのか、と不安なのである。私は若いときから、他者の判定者であろうとする者を信じなかった。人間肯定を信じることは、心の臨床家が陥りやすい職業病の一つと思っていた。人が人の生を肯定する。人には、それ程の権利が与えられているのだろうか。

それでは、人は絶望に留まるだけなのか。自己肯定とは単なる欺瞞なのか。臨床家が患者に対して示す肯定的態度は、単なる懐疑の否定なのか。あるいは、自己の無力を隠蔽する試みなのか。自己肯定とは、治療者が作り上げた妄念であり、困難な思考からの逃避なのか。もはや肯定的思考positive thinkingという言葉は、あまりに安易で、そこに実体はなく、単に現代人好みの、思考の墓場となったに過ぎないのか。

科学的心理学は、なぜ、「絶望と肯定」のテーマに取り組んで来なかったのか。他者の判定者となる危険に対して、研究者は、本能的な回避衝動を身に付けている、ということなのだろうか。その小賢しさが、人には分相応だということなのか。絶望する患者を前にした時さえ、治療者は、他者の人生の判定者としての資格を持たない。それは当たり前だ。治療者は、患者の人生が「生きる価値がある」と説得する立場には居ないのだ。

それでは私は「死に憑かれた人間」を前にして、何を肯定しようというのか。死を肯定しているのか。私は、患者の示す苦悩に人間存在の証を読みとっているのだ。「人間であること」の非合理を、驚きを持って見ているにすぎないのだ。しかし、私は、そう語るほどに「人間」を知っているのか。なぜ、そしてまた、いかなる心理メカニズムが、私のような治療者にさえ、肯定的感情を産み出すのか。

たぶん、自己肯定であれ、他者肯定であれ、「人間を肯定する」ということは、肯定か否定かと判定する立場を捨てて、「なんらかの普遍的なもの」へと質的飛躍を遂げることなのだ。明確には語られていない、さらに深い水準で、「人間であること」、そのものへ私は肯定的態度を示しているのだ。私が肯定的態度に導かれるのは、たぶん、私の前にいる彼ら自身の心に、なんらかの肯定的メカニズムが作動している反映なのだ。彼らの絶望の中にこそ、私は肯定を感じているのだ。そこに何があるのか。どのようにしたら、その謎に近づけるのか。

人間のもっとも深いところに秘められている「肯定」が、私の新しいテーマとなった。フロイトは人間肯定の時代に生きた。それゆえに存在の謎を主題化することには、不器用であった。しかし、「死の欲動」の神話学にて、彼は人間の謎へと大きく踏み出して去った。

それでは、絶望の彼方に人間肯定を論じ得た者は居たのだろうか。

2．偶然の遭遇

そのような疑問が私の中に広がった。たまたま、その時、立ち寄った神田の本屋で空海の「即身成仏義」の解説書に出会った（那須政隆：即身成仏義の解説．大本山成田山新勝寺成田山仏教研究所、一九八〇年）。絶望と自己肯定というテーマが、この書との偶然の出会いへと導いた。

後に分かったことであるが、これは実に、得がたい遭遇であった。それ以降、どの本屋に立ち寄っても、どの書架にも同書を置いているのを見ない。あたかも、あのときだけ、誰かが私に、「これを読みなさい」と語りかけたような錯覚にすら陥るのである。

私は、おぼつかない知識でそれを読んだ。私は、宗教的背景もないし素養もない。しかし、私よりも、もっと徹底的に、論理的に、より基本的な人間肯定を語り、しかも、それを実践した人間が、これほど身近にいた。私の問に余りに鋭く応えている書物があった。ただ、驚きであった。それが私にとって、この書との偶然の、しかし、心理的には、必然的な出会いであった。この出会いは、私にとって、どのような意味があるのか、「それを確かめよ」という課題が私に与えられた。

こういう訳で、その本について、もっと詳しく知りたくなった。こうして著者の那須先生に直接、学ばれた大正大学の福田亮成先生に御教授いただく機会を得た。同大学で心理学を教えている村瀬嘉代子先生のお骨折りによってである。なお福田先生もまた、即身成仏義の現代語訳を書かれており、ここでも多くを参考にさせていただいた（福田亮成：現代語訳 即身成仏義．ノンブル社、一九九〇年）。

那須先生は福田先生の敬愛する学者だった。今、ご存命ならば百歳に近いはずであるという。しかも、先生は単なる学者ではなくて、真の僧侶、つまり生き方としての筋を持つ人であると語られた。同書は、そのように伝統的な仏教書であった。今風の仏教解説書ではなく、そのような本に私が共感したこと自体が、福田先生にとっては珍しい出来事だったらしい。

福田先生によると、即身成仏義は異本六種もある。同書以外のものは空海の作ではないらしい。本書も空海ではないとも言われている。空海の直後、天台の僧侶が空海の書物を詳しくまとめているが、そこに同書の中心となる八句が見られないからである。そして、同書に収められた八句が本稿の対象である。

「即身成仏義」の二頌八句

六大無碍常瑜伽　体
四種曼荼各不離　相
三密加持速疾顕　用
重重帝網名即身　無碍

法然具足薩般若
心数心王過刹塵
各具五智無際智
円鏡力故実覚智　成仏

両先生の著作を通して空海の世界に接する。恵まれた機会が与えられた不思議に感謝する。しかし、皮肉なことに、紀元前に書かれた古代ギリシャ哲学に比べて、その遙か後に書かれた日本の古典的論文の方が私には難しい。そのような理由から、先ずは、それに出会った驚きを、此処に素朴に書き残す必要を感じたのである。つまり、これは不十分なりに、私が学んだことの記録であり、エッセイである。そして、このエッセイは、空海と私をつないで下さった、先生方への謝意を書き残すためでもある。

3. 肯定の思想

まずは、時代背景についてまとめる。

空海の時代の仏教は、華厳・法相・三論・倶舎・成実・律の南都六宗と天台宗であった。それらの仏教すべてが、三劫という長年月の終業を積み、煩悩を一つずつ退治し、煩悩が全くなくなるのを待って、初めて成仏しうるとしていた。それは限られた人生を生きる者には、不可能であった。空海は、このことに疑問を持った。釈迦牟尼は菩提樹の下で一瞬にして悟りを開いたからである。

こうして空海は即身成仏論に行き着いた。「即身」とは、「凡夫の肉身そのまま」のことであり、その身のままで本来、成仏していると考えた。空海の即身成仏論は、知覚世界を超え、理性的思考をも超えた水準で、実際に起こる生々しい体験世界を語った、神秘思想であった。これは当時の仏教界では当然、センセーショナルな事件となった。しかし、それ以降の日本仏教は、彼の即身成仏論の上に展開することになったという。

即身成仏論は、自己肯定の心理学に何を教えてくれるのか。先ずは、私たちが学んだ自我論の基本的変革を要求する。科学的心理学が前提とした自我は、他者から区別され、「私」の中に在る心的メカニズムである。それを個別的自己と呼ぼう。従って、人の数だけ個別的自己がある。それは、さらに一定の部分へと分割されるとする。

それに対して自他融合の水準で出現する「即身」とは、自然そのものであった。即身としての「私」とは、すべての存在・他を含んで「私」と一つである。それは神秘的な自然的自己である。つまり宇宙的生命と一体である。生身の「この私」でありながら、自然と一体である。この自然的自己こそが自己肯定の舞台とされたのである。

この深みにおいて、彼は自然的自己を、三つの断点に分けて整然と語る。①存在の構成要素としての「体」、②存在の現れとしての「相」、③存在の作用・働としての「用」である。

4. 自然的自己の構成要素

存在の構成要素には、地、水、火、風、空、識の六要素がある。それが「六大」である。それは一種の元素論である。興味深い点は、それぞれの要素がモノであり、且つ、特定の本性を備えていることにある。その特性によって、存在は以下のような性格付けがなされる。①存在は、それ自体で存在し流転する。神など、何ものかが作り上げたものはない。②存在は、言語表現を超えている。③思考・分別を超えている。④因果律で説明できるものではない。⑤限りなく無限の広りを持つ。⑥人は存在本質への覚性を備えている。

実際に存在するものは、六つの構成要素が融合し（無碍）、一つとなっている（瑜伽：ユガ、いわゆるヨガ）。「私」という存在もまた、この自然的水準では、自他の区別を超えたカオスとして存在する。このため自然的自己もまた、六つの要素と同じ、六つの特性を備えている。これが即身であった。

以下には、幾つかの連想をメモする。

空海が語る即身の特徴と、フロイトの「無意識なるもの」が如何に類似しているかに、私は驚く。言語を超え、自他を超え、論理を超え、因果を超える。但し、両者には、唯一の、しかも絶対的差異がある。フロイトの語る無意識は、人が体験することが原理的に不可能なものとして定式化されている。そこに彼の限界がある。しかし、即身としての自己は、生々しく体験するべきものとして語られている。フロイトの語りの雄大さに反して、彼の「無意識的なもの」という概念化が、あまりに狭小であることを感じざるを得ない。

空海の自然観と自然科学との相似性も興味深い。即身としての自然は、それ自体が自力で、その価値を産み出す力を持つ。それ故に、それは個人的・時代的価値という個別性から自由であった。現代の自然科学もまた、脱価値の仮説の上に、個人の主観を超えたものとして構築された。だからこそ、近代科学は個々人の主観を超えた一種の力たり得た。しかし、科学は脱主観・脱価値に基盤を置いたために、それ自体の価値を自己証明する論理を内に持つことが出来なかった。例えば、科学が産み出した原子爆弾の是非を論ずる論理を、科学は内に持たない。それがアインシュタインの悲劇であった。本当の智慧とは、多分、実践と行為への明快な判断根拠を、内に秘めたものなのだ。

存在するものとは何だろうか。神の声を聞いてモーゼが「お前は誰か」と問いかけたとき、「在りて在るもの」と答えたと言う。「自ずから然り」である存在、つまり「自然」、それは即身と極めて似ている、と私は思う。自然という言葉が在れば、「神の名を語る」危険を避けられるということかも知れぬ。自ら裁く者と錯覚する危険を避けられる、のかも知れぬ。あまりに人知にまみれた言葉は、不要なのかも知れぬ。

（筆者註）

この論文を書いた時点では、「地、水、火、風、空、識の六大」を一種の元素論である、と私は理解していた。例えば、当時、空海の「水」という言葉に私はH_2Oという分子記号を連想しただけであった。しかし、もし、私が一流の物理学者であったならば、自然を知った者であれば、この分子記号の意味を、より正確に知っていたであろう。それは、小川のせせらぎであり、喉を通る水の爽やかさであったろう。六大は自然とその中にいる人間を表現している。そう知ったのは、私が四国遍路を回った後であった。その記録を引用する。

「……歩くことが生きることであるとき、清涼なる水こそが至高の安らぎであった。峠の湧き水に喉を潤し、畦のせせらぎに火照った足を冷やす。歩く者が生きる喜びを知るには言葉はいらない。清涼なる水さえあればよい。水に足を浸す。急ぎのときは杖だけでも水に浸す。私の足が涼しくなる。杖を浸すには水が遠すぎるとき、一瞬、水に目をやり、水の音を聞く。それで心が涼しくなる。

日が登ると共に歩み、日照りを畏れて木陰を求め、日が落ちるとともに寝る。

歩くことのほかに何もなし。歩くことにおいて妄念の余地なし。日の下には不浄なるもの何もなし。日に肌が焼かれるのを恐れるのみ。

歩くことに疲れ飽いたとき。歩くことの理由を問い、問に迷う。そのとき風がそっと背を押してくれる。風に吹かれ、私も風になる。風になったとき、もはや、歩く理由を問い続けることを忘れる。

大きな空、大きな海。私一人。空と海。その広がり。その『響き』のなかで遍路に与えられるのは、誰にも平等に、唯、歩くことだけだった。それが生きることだった……。

……中略……

足摺岬にて私がメモに書き残した、地、火、水、風、空の体験。その特性は、空海の五大を、私の生々しい体験のなかで感じたままに書きとどめたものであった。彼によると、五大こそが自然の本体であった。遍路の体験をする前、私は空海の著作『即身成仏義』を読んでいた。その時、私は五大とは元素論的な思考だろう、と誤読してしまった。

実際には、歩き遍路とは五大、つまり、自然との出会いに他ならなかった。空海はもちろん、私より遙かに巧みに地形や水質や火勢を読むことができたろう。彼は四国を歩くとき、常に五大を肌で感じ、自然と対話し、それにしたがって歩いた。

彼のいう五大は自然のなかの体験を指していた。

それは『生』の感覚であり、きわめて具体的な生活の知恵を指していたのだろう。彼は私以上に行脚を楽しみ、自然と交流しただろう。人間はこのように生きられるのだ。否、これこそが自然な人間なのだ。それが遍路での大きな発見だった。

こうして彼の論文「即身成仏義」に簡潔に要約された一行を新しく理解できるようになった。

六大ハ無碍ニシテ常ニ瑜伽ナリ

六大は地、水、火、風、空の五大に『識』を加えたものである。

彼は四国を歩くとき、常に自然と一体、自他も一体だった（瑜伽）。その体験はあくまでも子どものように無垢（無碍）であった。それは正に遍路体験の偽らざる姿であった。

遍路における思考は自然のなかでの思考である。研究生活における思考とは質的に異なる。前者が自然的な思考であり、後者は自然に対峙する思考であった。自然的思考と自然科学的思考の差異がここにはある。それ故に私は東京では空海の一節を理解できなかったのだ」（熊倉伸宏：あそび遍路．講談社、二〇一〇年）

5．自己肯定のメカニズム

人間が生身のままで、自己否定の罠から脱することが在るとすれば、それは如何にして可能になるか。

臨床では、自己肯定が生じる瞬間が確かにある。どのような治療的試みも自己否定的な心を癒すことは出来ない。もはや、癒すことが出来ないと思われた瞬間に、その心に突如として平穏が訪れる。謎のように……。重篤な精神疾患、身体疾患、不治の病を克服した者に宿る「開け」、「明るみ」の表情。限りない苦悩にいる人が突然、示す晴れやかな顔。一種の飛躍があり、非連続がある。治療者すら、取り残されたような寂しさを感じる。治療者自身が及ばない心境に、その人が至ったという実感がある。

治療者は気づかなくとも、その時から癒し手は、実は、治療者ではなくて患者である。このような現象を目の当たりにする。そして心理学的な説明図式の不備を痛感させられる。私が学んできた自己肯定の定式化は現象に比し、余りに矮小であった。個別的自己の健全な部分が、病的自己を洞察し肯定する。そのような説明図式がまことしやかに、専門書にすら氾濫している。それは実際の自己肯定のメカニズムには馴染まない。絶望と自己肯定のダイナミズムは、それほど、平板な現象ではない。

むしろ、治療者の試み、客観的観察、分析的試み、改善への努力が限界に至ったと痛感した時に、「肯定」は起こる。ある種の基本的な破綻、挫折と共に起きてくる。患者と治療者が悪戦苦闘してきた自己肯定への試みが、無限の自己否定を産み出した挙げ句、闘い続け自ら傷ついた個別的自己が、突如として、あの明らかな表情を取り戻す。それは、ある「開け」として、何の予告もなく、人知による操作を超えたものの如く生じてくる。深い自己肯定は、そのように起きてくる。奇跡が、あまりに頻繁に起きるのだ。この重大な心理的展開を直視した心理学者は、私の知る限りでは森田正馬であった。重要な人物は、いつも隣にいるものだ。森田の思想の痕跡をたどれば即身成仏論に行き着くとしても、驚くには当たらない。

「私」という存在もまた、本来、カオスとしての自然そのものである。この水準では「私」もまた、自他の区別を超え、分別や観念を超えている。絶対的な自己肯定の地平が開けてくるのは、この自然的自己の水準においてである。そこでは自己の在る部分が他の自己部分を肯定するという説明図式は成立し得ない。肯定と否定の対立がないからだ。部分の対立もないからだ。存在そのものが肯定と体験されること、そのような存在変容への「覚性」が人には与えられている、と空海は語ったのだ。

今まで、私たち治療者は個別的自己に関心を示し、それを分析してきた。そこに限界があった。どのように騒いでも、個別的自己の肯定は個別的であった。個別的自己においては、絶対的肯定は本来、不可能であった。個別において、肯定が相対的であるのは、それが否定と対にならねば存在できないからだ。個別的自己は分裂するものである。肯定する自己を育てようとすれば、否定される自己も大きくなる。個別的自己を肯定するために費やしたエネルギーの多くは否定的な破壊衝動に変化し、個別的自己のメカニズムの隅々に浸透していく。個別的肯定の試みこそが、破綻した破壊衝動のエネルギーを産む。

その破壊的エネルギーが極限に達したとき、突如として、「開け」が生ずる。このように、「肯定」に至るには極限的苦悩を体験する。

以上、ここまで述べた自己肯定のメカニズムを、定式化しておこう。まず自己を二つの層的存在と想定する。個別的自己と自然的自己である。両者との間には大きな亀裂・飛躍が存在する。個別的自己は相対的であり、自他の対立、肯定と否定の対立の上に成立する。個別的な自己肯定の試みが、他方では、自己破壊エネルギーを蓄積する。それが或る閾値を超えたとき、個別的自己の境界を破壊する。

その時、自然的自己が露わになる。それが自我崩壊体験であり、発病体験であり、宗教的神秘体験でもある。その時、「私」という主体は、かってない恐怖を体験する。この体験の中で、自然的自己こそが「私」であり、今までの個別的自己は相対であり、仮象であったと言い切れるならば、「私」は突然のトポロジカルな飛躍を体験したことになる。

そこに突然、新しく確かな自己が出現したかのごとくに見えて不思議ではない。その時、その人にとって、否定的自己、個別的自己は、既に特別な意味を持たない仮象となっている。

即身成仏論に明確に読みとれる自己の二重構造論、「我」と「即身」の間で生じる心理的超越の体験、それ自体が「絶望と肯定」の現象学的記述として十分に質が高いし、精神病理学的定式化としても説得的である。

6. 自然的自己の現れ

自然的自己は、原理的には、構成要素が解け合い、一つとなった自然であり、カオスであった。

その自然の姿をマンダラと呼ぶ。その自然は、どのように私たちの前に現れるのか。

その自然は人の前には、四つの姿、「相」として現象してくる。つまり、自然というマンダラは、四つのマンダラが一体となり、重なり合って作り上げたものである。それが大マンダラ、三昧耶マンダラ、法マンダラ、羯磨（かつま）マンダラである。それぞれは、色と形など構成要素としての側面、標識などのシンボリックな側面、言語・文字の側面、活動・作用の側面に分かれる。この四つの側面が自然を構成する。

これを単純化すれば、存在・象徴・言語・実践の四次元から世界を捉えた、と言うことであろうか。ラカンの象徴的・現実的・想像的という三次元との近似に驚かされる。しかも、ラカンの理論には当然のように、実践・行為形成の次元が欠けていたことになる。

実は、自然的自己を語る者は、それ程、稀ではない。しかし、空海思想の興味深い点は、自然的自己を語って満足しない点にある。むしろ、彼にとって思想とは、徹底した実践と行為形成そのものだった。それを、もう少し追うことにする。

7. 自然的自己という体験

更に、自然にはその作用・働きである「用」がある。この作用によって、私たちは自然的自己を感知できる。「この私」という個別的自己が、自然と交流し一体であることを体験する過程が、明確に語られる。ここにも、実践哲学としての空海の独創性がある。

彼が具体的に述べている方法とは、三密加持である。三密とは身密、語密、意密（心密）である。言葉、体、心の三つが一致したとき、初めて対象と一体になる。手に合掌の印を結び、口に真言を唱え、心に阿字を観することによって、自然との融合を体験する、と彼は言う。この点は、むしろ行の世界であるから、私が語り得る範囲を超えているので、ここで止めることにする。

むしろ、臨床家として興味深いのは、人間的出会いは一度、言葉、体、心の三つに分けて体験する必要がある、と語っているように思えるからである。その三つが対象の中で一致し、対象と私の間で一致し、私の中で一致する、この融合によって、個別的自己は個別の「言葉、体、心」を超えて、自然的自己へと一歩、近づくと言っているように思うからだ。

これが心の臨床で興味深い、と私が思う理由を書き留める。それは治療者が患者を「分かった」という状況と、ほぼ同じだからである。患者と適切な言葉を共有し、身体が呼応しあって、しかも心が共に感じあう。それぞれの側面で、私と患者が一致したと感じる。この範囲では、分析しているだけである。個別を分かるだけである。まだ「人間」は見えてはこない。

言葉・体・心の三つを明確に分離・観察する。ここで大事なことは、この三つは個別として、本来、矛盾を孕んでいることである。言葉で「死にたい」という意志を語り、心で絶望する。死への意志が真意ならば、なぜ、絶望するのか。意志を貫く者が、なぜ、絶望するのか。

その次に、「人間」というゲシュタルトを感じ取る瞬間が来る。三つの全てが、寄せ木細工のように、互いに一致したと思える瞬間がある。

その時、無限の謎が見えてくる。突然に、言葉の真の響きが伝わってくる。その謎から目を逸らさなければ、そのただ中から、突然、声にならない声、「生きたい」という叫びが聞こえてくる。それから後は、その声と話し合えばよい。

その時、体験する何か、「真」なるものを、空海は即身と名付けたに違いない。逆に言えば、いくら言葉を正確に聴取しても、心の動きを共に感じても、行為を適切に観察しても、個別的分析だけでは、「人間」に触れることは出来ない。分析を超えることが、他者の中にある自然の声を聞くことであった。フロイトは「死の欲動」論で、自ら創った精神分析を超えようとしたのだ。言葉、体、心という三つの水準の間に生ずる矛盾を総て呑み込んで、それら個別を超えた一つのものを感じたとき、無限性を備えた「人間」が出現し、語りかけてくるのが、初めて分かる。幾重にも重なった謎を一つのゲシュタルトとして感じたとき、自然的自己の語りが聞こえてくる。

8. 雑感：「共感」と「癒し」のメカニズム

精神療法には技法が必要である。もっとも基本にある、重要な技法とは、「共感」と「癒し」である。それなしに臨床は成立しない。しかし、そこにこそ不可能がある。

自殺へ至る絶望と、それを目の当たりにして、生き残るべき治療者の絶望は質的に異なる。死ぬ者の絶望と、生き残る者の絶望は異なる。「絶望」という同じ言葉において、共感は、自ずと、異質なものへと突き当たる。自己と他者の壁を超えられない。共感は容易に限界へと至る。共感には、個別が超えることの出来ない限界がある。不可能性への自覚が、共感の質を示す鍵概念なのだ。共感を磨けば他者理解が深まるという妄念。一人ひとりの自我、つまり、個別的自我に、そのような能力は与えられてはいない。自立的自我の幻想。個別的自我機能に備わった共感よりも、絶望は大きく深い。絶望は、個別的自我を超えた、人間存在の営みだからだ。これを如何に受け止めるか。

しかし、自殺者の絶望が、生き残る者の絶望よりも大きいと決めつけるのも、また、個別的自己の傲慢なのだ。空海が、あれだけの絶対的肯定を語るには、より大きな絶望を体験したに違いない。死を超えた絶望。それを知る者こそが全的肯定を語り得る。絶望は生の一現象であり、その不可欠な構成要素であった。

治療者はクライエントの苦悩を「癒す」という。「癒し手」だという。しかし、一治療者にすぎない、この私の何処に、他者を癒す力があるのか。凡人が己を癒し手と信じること、最も、基本的な妄念。しかし癒しは、治療の場で現実に起こる。奇跡のように。誰が、なぜ奇跡を起こすのか。幾重にも重なった謎だけが残される。謎への感性こそが癒しの本質だろうか。

共感においては「共感不能性」、癒しにおいては「癒し手である不可能性」を、どこまで自己洞察できるかが治療の質を決定する。そのような意味に至って、初めて、「共感」と「癒し」が精神療法の基本技法と言うことが可能になる。

絶望。人は闇をおそれる。闇の中で目を閉ざそうとする。しかし、闇の中で、無力に留まるとき、そして、そこで目を開くとき、絶望という漆黒の闇、破壊衝動、その最も深いところに、微かな光のうごめきを見る。必要なことは、闇の中で目を開くこと。やがて、その闇こそが、「重々たる」光のハーモニーの舞台であると知る。闇こそが生であると知る。いつか、その光に心を奪われ、「きれいだね」と口にする。絶望こそが、生の彩り、生の証であったことに気づく。その時、人は自我の微少を知る。

闇の中で目を開くこと、それさえできれば良い。「共感」と「癒し」を支えるのは、「見ること」、そのための一寸した勇気だけでよい。治療者に出来ることは、「患者と一緒に見ること」しかない。どのような小手先の技法をもてあそぼうと、これ以外に基本的技法はない。

「無知とはいえ、とんでもない職業を選んだ」

そう思いながら、この職にとどまる私が居る。ここにも不可解な謎がある。「重々たる」謎が重いと思うとき、私は去るのだ。ただ、それだけのことかも知れぬ。
そう思い、ようやく、筆を置く。

二〇〇一年八月　夏の終わりに自宅にて記す。

第2章　「空しさ」の心理学
……空海「般若心経秘鍵」を読む……

1.「空しさ」という現象

「空しさ」に支配されたとき、人は「空しさ以外の何ものも存在しない」と訴える。他者からの如何なる働き掛けをも、無意味で「空しい」ものと感じてしまう。そのような訴えに対して精神療法家は、どのような働き掛けを行い得るのだろうか。空虚感の訴えは、いかなる治療技法をも超えて反復強迫し、すべてを「無」に帰する力として在る。すべての意味を「無」に帰する力、「生」そのものを「無」化する力が、そこに在る。

無化作用こそが「空しさ」の本体であろうか。

そうであるならば精神療法は「空しさ」の訴えを、どう受け止めたらよいのだろうか。「空しさ」の訴えには、大きなパラドックスがある。「意味あるものは何も存在しない」というある。「空しさ」の訴えは、それ自体存在する。還元不能な「無」への力として紛れもなく存在するのである。「無」のみが確固として存在するというパラドックスがそこに在る。パラドキシカルな力、生きた力として「空しさ」は在る。この点で、「空しさ」の感情は、人間存在を特徴付ける何ものかを表現する。それは「不安」や「恐怖」と並んで、時には、それ以上に人間存在の基本的特性なのだ。

しかし、「空しさ」の訴えを、どう理解したら良いのだろうか。今まで、私は、この頑強な訴えに、絶望と否定の声しか聞くことが出来なかった。結局、私はそこで無力だった。「空しさ」の訴えで、人は何を語ろうとしているのだろうか。

当然のことながら、精神疾患の診断学も「空しさ」の感情に注目した。それに「空虚感（emptiness）」というラベルを与えた。それは抑うつ状態において一般的に見られる症状であり、境界型人格障害の基本特性とした。こうして同定される症状としての空虚感は時には薬物にも反応するし、精神療法によって軽減もする。特に抑うつ状態は自殺の高リスク因子であった。しかし、抑うつ状態を治療すれば空虚感は消失し「死」を避けられるというほどに、問題は単純ではなかった。うつ病の回復期にこそ自殺の危険がある。社会的成功者には「成功者の自殺」がある。結局、精神医学は、「空しさ」の語りに無知であった。

フロイトは、それまでの彼の理論では抑うつ感情を説明できないことを知った。そこで彼は、退行の最終段階、つまり、個体の非存在の時点、生命誕生の時点への究極的退行を想定するに至った。こうして彼は「死の欲動」論を形成した。それと共に、彼は自分が新しい神話の世界へと踏み込んだことを知った。還元不能なもの、説明不能なもの。そのような在り方で歴然と存在するもの。「私」という存在を背後で支えるもの。「生」と表裏一体にあるもの、「それ（Ｅｓ）」に出会う時、人は人知を超えた智慧へ、ある種の神秘思想に一歩、近づくことになる。

空虚感を生き延びた患者達は、おしなべて言う、

「それは私にとって避けることの出来ない貴重な体験だった」

何故、空虚感の体験は彼らをして、そう語らしめるのか。

「空しさ」の感情の何処に「癒し」への力が秘められているというのか。

空虚感からの飛躍、「癒し」への力。そこに無から何ものかが発生するプロセスがある。生命誕生の瞬間の反復、死と再生のテーマ。人は、そのように自殺念慮から復帰する。フロイトが「死の欲動」論で語ろうとして語り得なかったもの。この「癒し」の瞬間において、人は何を体験するのか。

ここに「空しさ」の現象学が手付かずのまま残されていることを知る。「空しさ」の現象学は、

空虚から肯定への飛躍の現象学でなくてはならない。現実がそのように出来ているからだ。現代の個人主義的先入観、西欧的自我観に染まっていない時代を生きた空海の「知」は、如何なる論理によって自己肯定を論じたか。現代心理学が、彼の論文から得るところは大きい。

2.「空」との出会い

もともと、私が「空しさ」という言葉に関心を持ったのは、抑うつ患者たちとの出会いが契機であった。三〇年前、私が精神科医になった当時、心の臨床は基本的変革期にあった。それまでの研究は臨床体験から遊離した所、実験室が主体であった。

そのような時代であるから、私が「生きた声を聞きたい」と思い、「うつ病」患者の会合に参加させてもらったことも、それほど特殊なことではなかった。セルフヘルプ・グループという言葉さえない頃であった。当時、その会の人たちは私を治療者として特別視はせずに、これから学ぶ若い仲間として親しみを持って受け入れてくれた。

しかし、今、思えば、何を共に学ぶべき仲間だったのか。当時の私には、それすら分かっていなかった。今にして気付く。私に分かっていたことは、彼らは私が診察室でみる患者とは異なった顔を持っていたことであった。「抑うつ」の会合では、臨床家が加わって居たこともあって、薬物は勿論のこと、精神分析学、精神病理学の専門論文についても、詳細に話し合われていた。そして専門論文には彼らが本当に求めているものがない。医学と心理学には限界がある。そのような衝撃的な話が自然な笑顔で話されていた。研究至上主義への反省から生まれたはずの私たち若手の治療観をもってしても、彼らの語りを聞き取ることは出来ない。治療者よりも患者の方が深い。その驚きが若い私の心に刻みつけられた。

しかも、彼らの言葉には治療者への批判のカケラすらなかった。むしろ、この困難に付き合う治療者たちに感謝すら語られていた。そして彼らが若輩の私に示す自然な「やさしさ」が、強く印象に残った。彼らは何故、これ程にやさしいのか。

「治療者からは見えないもの」

「それ」が若い私の関心事となった。

当時、彼らが熱心に読んでいたのが、「鉄眼和尚假名法語」なる小冊子であった。江戸時代、隠元が開祖となった禅宗の一つ黄檗宗、鉄眼和尚が般若心経を、誰にでも読めるようにと、平易な仮名文字で、やさしく書いたものであった。早速、取り寄せて読んでみると、そこには人の心が森羅万象を映し出す鏡の譬えで美しく描かれていた。すぐれた現象学の書であった。そのキーワードが「空」であった。しかし、なぜ、心経の「空」観が、これほどに彼らの心を捉えるのか。当時の私には分からなかった。しかし、それ以降、私は臨床に行き詰まるたびに、この小冊子を開くことになった。いつしか、心経を貫く「空」観は長年の宿題となって、今に至った。

このような理由から、私にとって心経は患者たちとの出会いの原点への回帰を意味していた。般若心経の根底に流れる「空」観は、心の臨床を訪れる人にとって極めて重要なテーマを含んでいるらしい。そのような漠然とした予感。その事実に、再び私の注意を向けたのは、空海の著作「般若心経秘鍵」であった。具体的には、大正大学の福田亮成先生が書かれた同名の解説書（福田亮成：般若心経秘鍵．ノンブル社、一九八八年）であった。

以下の考察で、私は心経を心の臨床における「空しさ」の現象学として読み直すことにした。心経の解釈については、空海、鉄眼、福田の著作に忠実に従ったつもりである。なお、読者の便宜のために、以下に般若心経を収録する。

佛説摩訶般若波羅蜜多心経

観自在菩薩行深般若波羅蜜多時照見五
蘊皆空度一切苦厄舎利子色不異空空不
異色色即是空空即是色受想行識亦復如
是舎利子是諸法空相不生不滅不垢不浄
不増不減是故空中無色無受想行識無眼
耳鼻舌身意無色聲香味觸法無眼界乃至
無意識界無無明亦無無明盡乃至無老死
亦無老死盡無苦集滅道無智亦無得以無
所得故菩提薩埵依般若波羅蜜多故心無

罣礙無罣礙故無有恐怖遠離一切顚倒夢
想究竟涅槃三世諸佛依般若波羅蜜多故
得阿耨多羅三藐三菩提故知般若波羅蜜
多是大神呪是大明呪是無上呪是無等等
呪能除一切苦眞實不虚故説般若波羅蜜
多呪即説呪曰
羯諦羯諦　波羅羯諦　波羅僧羯諦
菩提薩婆訶　般若心経

3.「癒し」の言語ツール：「空」

空海の名前には、「空」の一文字が含まれる。その名は、空と海との雄大な組み合わせであり、自然そのものである。一方、「空」は「からっぽ」でもある。つまり、「空」の一文字には、生を脅かす空虚感から、大自然を含む無限の広がりまでが包み込まれている。「空」という言葉が持つ広がり。空海のような強烈な語り手が、このような広がりのある「空」という言語をもって語るとき、その言葉は強烈な「癒し」のツールとなったにちがいない。

一方、空海の「即身成仏義」では「空」は、自然の構成要素である「六大」、つまり地、水、火、風、空、識の六要素の一つとして重要なキーワードとして用いられている。ここでも「空」という言葉は大自然の真理に関わる何ものかを表現する。

人が自分自身を「空」の一文字を持って表現するときには、自分では気付かなくても、自己の中に在る雄大な自然との関わりを語っていることになる。たとえ、それが「空しさ」の訴えであっても同じである。

このような自由連想の通りには、事は運ばないのが常である。心経でいう「空」とは梵語の「シーニャ」の漢訳であり、その意味は「うつろなこと」、「無い」、「欠けた」という意味に使われ、

「固定的実体がない」ということであった。一方、空海のいう「六大」の一つとしての「空」は「キャ」の漢訳であり、「虚空」を意味する。その両者ともに漢語では「空」が当てられている。二つの梵語。それらは、どのような言語学的関連があるのか。ここに至って私の思考は停止する。

結局、「空」の一文字を理解するには、心経を直接、解読する他にない。こんな次第で、以下に、空海による「空」観を臨床的な視点から逐語訳で解読することにした。目的は、「空しさ」の現象学を抽出することである。

4.「空しさ」の現象学

イ．対話術のドラマ

現在、私たちが接する般若心経は、訳者が羅汁三蔵、遍覚三蔵（玄奘）、義浄三蔵かによって多少の違いがある。しかし、いずれも観自在菩薩が自ら修行によって体得した「智慧」を舎利子に語り聞かせるというドラマとして構成されている点では同じである。

そこで描かれる出会いは精神療法の対話に似て興味ぶかい。そこでは単に、教える者と学ぶ者、あるいは「癒し手」と患者という単純な構図を想定してはいない。菩薩と舎利子という二人の人間像が、共に、この生身の「私」の二つの側面を表現するとされるのである。登場人物の二人は、

「私」の中にある仏性とその探求者の二面性を表現する。この二面性自体が、生身のこの「私」の姿であるとする。そして、その両者が呼応し合って、新しいストーリーが展開して行く。般若心経のストーリーは、そのプロセスを詳細に描いたドラマであった。

ここで言う二面性とは、空海は即身成仏義において、人間存在を、「我」と「即身」の二面性から捉えたことを指す。人間を生身を持った凡夫でありながら同時に仏でもある、と空海は考えた。ただし、仏性、つまり即身という言葉は、現代に生きる私たちの思考を発展させることは出来ない。そこで私は、「我」と「即身」を、個別的自己と自然的自己という心理学用語に置き換えて考えることにした。この二つの自己はどのように語られるのか。心経がこの問題を語るキーワードが「空」という言葉である。

以下では、空海は、空の何処に自然的自己を見い出すのか。それが心経解読の鍵となる。

なお、以下では読者の便利のために般若心経に添って小見出しを付けた。

ロ．般若心経における総論的ストーリー

(i) 照見五蘊皆空

菩薩は舎利子に語る。この世で知覚されるもの、心で感受するもの、イメージ、意志、認識されるもの全て（「五蘊」、つまり「色受想行識」）。それは存在しているとみえて流転する。確かに在る

かの如くに見えて、実は仮象である。知覚されたものの本体は流転し実体がない、すなわち「空」なのだ。

通常、私たち個別的自己は、自分自身の知覚を信じ、知覚によって把握されたものが実在すると信じ、そこに意味を見い出し行為を形成する他に生きる術はない。現代の経験論哲学、実証主義の思想はそのようなものであった。知覚と理性への信頼、そこに近代科学が成立した。この大前提への懐疑が、「空」の一語によって提示される。その結果、私たちは確かなものを失い、「空しさ」を体験すべき存在となる。ニーチェの描いた「狂人」が「神を殺害したのは誰だ」と問うたとき、彼は「確かなもの」が失われる時代が到来したことを予言した。しかし、心経の「空」の一文字はその遙か前から、人間存在は不確かさの上に存在することを当然のこととして、その前提の上に論を立てようとしていた。

(ii) 度一切苦厄

心経の語りは、ここで突然の飛躍を示す。存在が「空」であることを見極めることによってのみ、基本的な迷いが除かれ苦悩が取り除かれる。「空」は通常、人を無限の苦悩に引きずり込む。それにも関わらず、心経はその「空」こそが人を救い出すと断ずる。

この点で、既に、「空」という言葉には、存在一般への否定から全的肯定への飛躍が含まれている。この点を明確にしておこう。一方では、「空」とは、万物が流転し確かなものへ達し得ないというカラッポな感じ、「空しさ」の実感である。この意味では、「空」とは知覚の否定であるばかりでなく、知覚されたものの否定でもあり、意味の否定である。当面、私は論を進めるために、これを「否定としての空」と名付ける。しかし、「空」という言葉が語るのは、これだけではない。そこに同時に、自然的自己（即身）の発見。主体には否定され気付かれない癒しの可能性をも見い出す。ここに「肯定としての空」がある。癒しへの飛躍が可能になるのは、「空」という言葉の中には初めから否定から肯定へという基本的対立、謎、パラドックスが織り込まれているからである。

このように、「癒し」のツール、「空」という言葉が提示される。

飛躍の思想は、実は、臨床家には馴染みが深いものである。例えばフロイトは「無気味さ(unheimlich)」を分析して、"un"という否定語は単に非存在を意味するのではなくて、かって存在し、今は抑圧され、しかも未だに深いところで生き続ける最も「人間的な（heimlich）」ものを意味するとした。それは空海の即身論と近似した論理構成である。

以上を要約する。「空」の一語には基本的パラドックスが内在する。否定と肯定の二項対立である。何と簡潔、かつ大胆でスリリングな語用法であろうか。空海の心経解釈は、この飛躍のカラクリを、「癒し」の現象学として描ききろうとする野心的なものであった。

八．般若心経におけるストーリーの各論

否定から肯定への飛躍は、以下で各論的に、より詳細に論じられる。その論理の展開は当時の日本の仏教界全体、つまり南都六宗と天台宗への総括的展望であり、その批判的吟味でもあった。

「空しさ」において、否定から肯定へと向かう飛躍が可能になるのは、どのようなメカニズムによってか。空海は、飛躍の過程を分析する。

（i）色不異空　空不異色　色即是空　空即是色

まず空海は、現象と本体とを区別して論ずる。「色」とは私たちが知覚する現象、および、それが生起する現象界である。それは「否定としての空」で表現される。これに対して確かにあるものを本体と呼んだ。ここで本体とは「本来、存在するもの」という意味であるから、当面は、「自ずから然りなるもの」、つまり「カオスとしての自然」、あるいは、単に「自然」であると理解しておこう。

「色即是空」。色と空は一つ、つまり、仮象と本体は一体である。しかし、どのような意味で一つなのか。現象と本体は、すべてが溶け合って分かち難く融合している。現象と本体、現象と現象、本体と本体が互いに溶け合って一つである。しかし、それでは一つになって区別されないかと言うと、そうではない。両者は異なっていながら一体である。この原理、つまり、すべてが溶け合って

いるという原理が、円融の三法である。それを空海は華厳宗の普賢菩薩（建立如来）で表現した。

このような両者の関係は、「金水の喩」で分かりやすく説明されている。黄金で作った獅子と黄金、ないしは水と波の関係である。つまり金で作ったものが獅子に見えるのは見かけだけであって、その本体は黄金である。波もまた一つの仮象であり、その本体は水である。これらの例では、色と空は一体であり、しかし、明らかに異なっている。現象は私たちの知覚と意識に現れては消えていく仮象であり不確かである。それは「否定としての空」として知覚される。しかし、その仮象の中に、「肯定としての空」、つまり、本体が分かちがたく存在している。

なお、本体を表すのに水と金の喩えを用いていることは興味深い。水と金は雄大な自然のシンボルと理解できるからである。この時点で、「空」という言葉に、仮象から本体へと飛躍する構造が与えられる。

「空しさ」の現象学という視点から、これを要約しよう。現在、私たち治療者は、「この世の現象すべてが空しい」という訴えに対して、薬物のように訴えの外から働き掛けようとする。これに対して、心経は他でもない「空しさ」のただ中にこそ、「癒し」をみる。仮象と一体となっている本体を見る。それを可能にするのが「空」というキーワードであった。

次に、飛躍のモーメントが、より具体的に展開される。

(ii)　是諸法空相・不生・不滅・不垢・不浄・不増・不減

「この世で私たちが知覚するものは仮象であり空であるから、生ずることもなければ滅することもない。従って、愛するものを失うことを恐れることもない。汚れも清浄もないのであるから、自分の考えの正しさにこだわる必要もない。増えることも減少することもないのであるから、名誉や金にこだわることもない」

ここで、「空」という言葉は、逃げ場のない徹底した否定、「無」化を意味する。それを表すのが、三論集の八不（不生・不滅・不常・不断・不一・不異・不来・不去）である。それ故に、空海は、徹底した否定は切れの良い文殊菩薩の剣であると指摘する。容赦のない徹底した否定、生死すらも仮象であると言い切る容赦のない基本的否定が語られている。ここが大事な点であるが、徹底した否定がなければ、仮象と一体にある本体は見えては来ないと空海は言う。

徹底した否定の重要性。これを臨床において遭遇する「空しさ」の訴えに当てはめて考えてみよう。空しさの訴えは治療者の試みを頑強に無力化する。その結果、治療者はその訴え自体を徹底的否定と思い込む。否定こそが真意だと錯覚する。

しかし……、

「空しさ」の訴えの中核には、否定に徹することへの怯えがある。

心経は空虚感の訴えについて、一つの解釈を可能にする。「空しさ」の訴えには、「空しさから逃げたい、逃げられるのではないか」という足掻きが隠されている。そこには、「空しさ以外の何か確かなものが在るに違いない」、「頼るべき確かなものが存在するに違いない」というイリュージョンがある。つまり、人間存在の寄る辺なさを直視し、その上に立つことが出来ない。つまり、「空しさ」の訴えは、空虚感への「怯え」の訴えである。「自己の怯え」こそ、空虚感に伴う苦痛の本体である。そこに徹底した否定はない。

人は空虚感によって自己の無根拠性を予感する。確かなものが与えられていないことへの恐怖。人は「空しさ」の確かさを凝視するに耐えられない。目を逸らそうとする。空虚感ゆえに死を求める人は空虚から逃避する。死を確かな行動目標、救いとして絶対視しようとする。

死よりも恐ろしいものは、生も死も無意味であるという無根拠性としての「無」である。無、つまり完全な自由。サルトルが戯曲「出口なし」で描いたのは、完全なる自由こそ人が恐れるという事実であった。しかし、その後のサルトルは、人が断固たる自由意志で「無」から脱出できると考えた。これに対して、「空」という言葉は、人間の無根拠性を直視させて止まない。空からの脱出すら徹底して否定する。

徹底した否定の思想こそが、苦悩を切り捨てる智慧となるという。フロイト自身が雄大な人間観を語り得たのは、彼には人間存在を限りなく微少でヘルプレスだと捉える智慧があったからだ。無力の洞察には非常な勇気が必要であると、彼は語った。このことは、繰り返し土居健郎氏が指摘したことであった。その後、精神分析の後進者は、彼の語りを確かな智慧のごとく体制化した。制度化された精神分析、そこに「確かさの幻想」を指摘し批判したのも又、土居であった。ここにも「無」をめぐるパラドックスがある。

何故、苦痛に満ちた徹底的否定、「無」の体験が求められるのだろうか。

それなしには、人間は己の無力を直視することは出来ないからであろう。基本的肯定が見えないからであろう。

(iii)　是故空中　無色　無受想行識……無眼界乃至無意識界

ここでは否定はさらに徹底し、「自己」に向けられる。「私」が見るもの、聞くもの、嗅ぐもの、味わうもの、触れるもの、意識するものは全て、実体のない仮象として現象している。「私」という個別的自我が知覚するもの全ては、「否定としての空」の中に在る。こうして、個別的自己の営み、意識、そのものすら仮象の上に成立し、仮象そのものだと断じる。

しかも、空海は一つになっているはずの仮象と本体が、同時に、徹底的に分離していると考えた。これが法相宗の唯識論であり、そこに弥勒菩薩の世界を見た。

個別的自我の体験世界から本体は完全に分離している。それが事実であるならば、個別的自己は仮象を知覚することしかできない。己が仮象である限り、自然的自己（即身）は見えてこない。個別的自我は本体へと近づくことはできない。本体は現象とは別に併存しているので、個別的自己には不可知なのだ。それ故に個別的自己が「癒し」に向けてなしうることは、否定を深化させることしかない。

現代の心理学は、個別的自我における健全な部分が病的部分を肯定するという図式を好む。個別的自己には健康な部分、言い換えれば、神に近い部分が既に組み込まれている。この人間好みの甘さを排除したのが「空」観である。そこには西欧心理学とは異質な、断固たる自我論がある。個別的自己が「癒し」へと近づくには徹底した否定を体験する他にない。安易な抜け道はない。

個別的自己を絶体絶命な存在と捉え得たこと。個別的自己が何らかの基本的飛躍をしないかぎりは「癒し」への道はない。ただ徹底した否定の彼方に、個別的自我が考えるよりも大きな世界が開けることを予感するのである。

(iv) 無無明亦無無明盡　乃至無老死亦無老死盡　無苦集滅道

この段に至って、基本的否定はダイナミックに最終段階に至る。無知も仮象であるから、無知をなくそうと試みることさえ成功しない。個別的自己が行う知的な、あるいは感情的な洞察すら、これが個別に留まる限り無効となる。老いや死への不安の相談に乗っても、個別の老いと死そのものが仮象であるから、そこに解決は有り得ない。苦しみを無くすることも、それを減らす方法を教えることも、もともと幻想にすぎない。診察室で治療者としての「私」が用いる知識も治療技術も、また仮象であるから……。

この一節は、治療者が陥りがちな危険性、自ら癒しの技法も身に付けた存在と思い込むイリュージョンを鋭く指摘している。治療者は治療技術を持つが、癒しの技術は学んでいない。しかし、治療が癒しと無関係な行為であると言うのではない。すぐれた治療者は、生物主義者であろうが、心理主義者であろうが、言葉にならない臨床の智慧を備えているものである。しかし、少なくとも科学的心理学において、その智慧、つまり「癒し」の智慧を明確な「知」として語りえた者はいなかった。近代科学では信仰問題はタブーだったからである。

その空白の領域に、今、「癒し」の現象解析に便利なツールとして「空」というキーワードが示された。

ここで再び心理学的定式化に戻ろう。要するに、「空しさ」の感情をめぐって、個別的自己が積み上げてきたハウツウがことごとく否定される。究極的には、「我」、つまり「この私」、個別的自己そのものから発想する限り「癒し」は生じない。個別的自我は本体に達しえないからである。要するに個別的自己そのものが仮象だと気付く他にない。「この私」の無力を実感するほかにない。

「この私」、個別的自己、それが確かな出発点であるというイリュージョンを否定すること。これに気付くことが、小乗仏教の二乗（縁覚乗・声門乗）の世界であると、空海は指摘する。

以上を要するに、徹底した否定が目指すゴールには、個別的自我の否定、「無我」があった。ここに否定されたのは「個別的自己が確かな出発点である」という幻想、個別的自己に深くまとわりつく万能感の幻想であった。人が神に選ばれた存在だという幻想。それを否定するには、徹底した否定が必要とされた。徹底した否定の彼方、「私」は初めて個別的自己の幻影から解き放たれる。そこに、より雄大な自然、謎へと自己が開かれる。

個別的自己の営為、「癒しの技法」の不可能性。ここに至って、「癒し」の現象学は、より大きな謎へと開かれる。

(v)　無智亦無得　以無所得故

この「私」、つまり個別的自己が「知」の認識主体であるということ自体が幻想であるから、そこで得られる知識（「得」）があるというのも幻想である。認識主体と対象の関係から生ずる知識もまた幻想である。絶対的否定、それは主体と対象が分化する以前、つまり「無」を目指す。しかし、この一節は、無の更に向こう側に開けてくる新しい智慧の世界への飛躍を暗示しており重要である。

先に紹介した鉄眼禅師の文章は、ここで暗示される飛躍の意味を分かりやすく説明している。

「本より法身の如来なるを、まよひて万物とおもひ、または我身とおもふには、二重のまよひあり。一重のまよひは……。……かかる地水火風の、かりなる身なる事をしらずして、我が身とおもひて……、これ一重の、凡夫の迷いなり。……二乗は、凡夫よりも、知恵かしこきゆへに此身は地水火風の、かりのものぞと、よく身あらためて、……執着の心なし。……かくのごとくのさとりはひらけぬれども、いまだ此身の、法身如来なる事をしらず」

人間存在は「癒し」に向かって凡夫・二乗・即身（法身）の三つに分けられる。まずは私たち凡夫である。次いで、「無我」の段階には二つがある。第一には二乗の人である。彼は万物を仮象であると悟る。徹底した否定の境地に至る。しかし、彼は、その否定に徹底した肯定が用意されていることを知らない。いわゆる「空さとり」である。そこに気付いたとき、第二段階、つまり即身の世界が見えてくる。個別的自我を仮象であるとするところ、つまり否定としての「無我」までは、「空しさ」の感情の延長で私たちも論理的にも理解できる。

しかし重要な点は、この先にある。基本的否定の中で、人は個別的自己を脱し雄大な自然へと急激に飛躍する。重ねて述べるが、現象学的記述として面白い点は、徹底した否定、「空しさ」を凝視することによってしか、その飛躍は成し遂げられないとする。この指摘は、サルトルが自由意志によって「無」を超えられるとしたことに対する痛烈な批判に見えて興味深い。

個別的自己の営みを超えること。飛躍。基本的否定から基本的肯定への飛躍。「空」という言葉一つで、既に、飛躍の両極、つまり否定と肯定が示された。その両極を結ぶのは徹底した否定、いるとした。

「無」であった。空海は、飛躍によって達成される清浄で一なる宇宙的世界を観自在菩薩が表して

　絶対的肯定の世界、それは主体と対象が融合したカオスの世界。万物と融合した「ありのまま」の世界。その世界こそが、地水火風空識という六大から構築された「本体」に他ならないと空海は考えた。そして、そこに出現する「新しい私」を「即身」と名付けた。それは自然と一体となった清浄で徳性を帯びた自己である。私が先に自然的自己と名付けたものであった。この自然的自己の世界も又、「空」という言葉で語られた。こうして「空」の一語に、一瞬の、しかも奇跡的な飛躍の構造が組み込まれたのである。前章で論じたことであるが、空海は、この自然的自己の世界を実際に体験世界に見い出す技法を提示し、それとの交わりの技法を提示しようと試みたのである。

　この飛躍の瞬間を、私は既に心理学的に論じたので簡単に紹介する。

「空海は、まず自己を二つの層的存在と想定する。個別的自己と自然的自己である。両者との間には大きな亀裂・飛躍が存在する。個別的自己は相対的であり、自他の対立、肯定と否定の対立の上に成立する。個別的な自己肯定の試みは、他方では、自己破壊エネルギーを蓄積する。それが或る閾値を超えたとき、個別的自己の境界を破壊する。

　その時、自然的自己が露わになる。それが自我崩壊体験であり、発病体験であり、宗教的神秘体験でもある。その時、『私』という主体は、かってない恐怖を体験する。この体験の中で、自然的

自己こそが『私』であり、今までの個別的自己は相対であり、仮象であったと言い切れるならば、『私』は突然のトポロジカルな飛躍を体験したことになる。

　そこに突然、新しく確かな自己が出現したかのごとくに見えて不思議ではない」

二．癒しの世界：「菩提薩捶……菩提娑婆摩訶」

　この部分は、自然的自己に至る修行の世界であり、「さとり」の世界である。その世界には疎い私には理解しがたい部分でもある。治療者は平凡な者として患者たちと出会うのであるから、「さとり」という言葉の外部にいる。そして私が臨床で出会う人たち、あの明らかな「開け」を体得していく人たち自身は、決して自分の変化を「さとり」という言葉で表現することはない。ここにも「癒し」の大きな秘密がある。

　そのような訳であるから、この部分は、一応、成書に従って抄訳するに留める。前述の各宗派と比較して、空海は真言密教を金剛薩捶の「金」に喩える。鉄眼においても、「空」とは「金」であった。空海の即身成仏の世界、それは真言に秘められた世界、黄金の比喩で表される世界であった。

　最後に、般若心経は「大神咒　大明咒　無上咒、無等等咒」の四種の咒明に集約されて終わる。ガテーガテーは声門のさとり、縁覚のさとり、パラガーテーは大乗仏教のさとり、パラサンガテーは真言密教のさとりであるとされる。

ここでは、ふたたび、臨床の場から考えてみよう。私たちが臨床で出会う者たち、死に至るほどの苦悩を持った者たち。彼らに対し真の「癒し手」とは、基本的否定を武器として全的肯定に導く技法を身に付けた者であろう。

それでは、治療者が「空」という切れ味の良いキーワードを用いてすぐれた癒し手となることが可能なのだろうか。現代の治療者にも自己を「癒し手」と呼ぶ者がいる。残念ながら、それは不可能かも知れない。もし現代の治療者が、「空虚感を消そうとしても無駄だ。あなたの自己否定が不十分なのだ」と語ったとして、それは説得力を持つ「語り」とはなり得ない。治療者はそれだけの断固たる否定を内に秘めた存在ではない。一方、空海は説得力を持って、そう語り得た実践家であったにちがいない。長い時間を超えて、彼の「語り」が生き続けた秘密は、生死をも超えた彼のドラマティックな生き様にあったのだろう。

今日の臨床で治療者が置かれた位置は、そのような真の癒し手とは異なる。治療関係では、治療者も空虚感に苛まれる一人の平凡な人間として登場する。平凡なもの同志の対等な出会いが治療構造を形成する。「平凡」。それは治療者が中にとどまり、同時に、それを超えてはならない治療的役割である。平凡と世俗性こそが治療者の基本的技法である。そこで治療者が言いうることは、「空虚感から抜け出すのは簡単ではないよね」と語り、かつ、「いつか空虚感から何かが出てくると良いね」と言うぐらいである。「空しさ」を凝視する恐れを共有するためである。

むしろ注目すべきことは、私たちが平凡な治療者であり続けていれば、見事な飛躍を遂げていく患者に出会うという事実である。その時、治療者は自分の能力を超えた何か、「癒し」がなし遂げられたと実感する。誰が、如何に、この奇跡を引き起こすのか。時、ここに至っても治療者にも分からない。しかし、その時、「空」というキーワードに秘められた神秘、飛躍が目の前で展開したことを確認する。

平凡な治療者に出来ることは、「癒し」が患者自身の中から起きるのを待つことであり、それを見逃すことなく目撃することである。そして驚くことである。このことは口で言うほど容易ではない。その瞬間を見るためには、人間に内在する基本的怯え、空虚感から、治療者は目を逸らしてはならないからである。空虚感に隠された恐怖感を直視しなくてはならない。平凡な治療者にはそれは困難なことである。「空」というキーワードは、その困難を凝視する助けとなる。この意味で、「空」は、すぐれて、有効な「癒し」の言語ツールなのだ。

以上、ここでは「空しさ」への精神療法的接近について要約する。

「空しさ」の訴えに秘められた無限のエネルギーを、ここでは「生」のエネルギーと捉えた。「生」にまつわる何ものか、つまり自己より大きなものに、突然、出会ったとき、個別的自我は自己の微少たるを思い知らされる。そして自己変革の時が来たことを知る。

ここで、人は二つの段階を体験する。第一には、自己変革への切迫を否認し崩れかけた狭小な個別的自己を補強しようとして止まない。そこに、無化作用に頑強に抵抗し変化を恐怖する個別的自己が出現する。この抵抗は、個別的自己に自己崩壊の恐怖感を蓄積する。そこに頑強な「空しさ」の訴えが形成される。「空しさ」が苦痛に満ちているのは、中核に自己崩壊への恐怖があるからである。

一方で、「空しさ」の感情とは、より大きなものへの予感である。第一段階の苦痛が限界に達したとき、第二段階に至る。そこで人は、より大きなものとの関わりそれ自体に、新しい自己、自然的自己を見い出そうとする。ここに創造的な「空」が見えてくる。彼らの感じる「空しさ」には、もはや苦痛はない。

5. 平凡なる「空」

この小論を書き終えて想う。

三十年前、私は「抑うつ」患者たちと出会い、心経と出会った。私たち当時の若者は、世界的なデカダンと造反の中にいた。私たちを捉えたのはサルトルの実存主義であり、マルキシズムであり、「無」と「自由」であり、「力」であった。

耐え難いものは自由であり、人間の無根拠性であった。そのことを、いち早く見抜いたのはサルトルであった。すべてを「存在」と「無」の二つの言葉で語る明快な論理は、繁栄のパリから発信され世界の知的階級を瞬間的に熱狂に陥れた。無、自由を避け得ない重荷と捉えること。ここまでは良かった。しかし、彼は無力に留まることを好まなかった。人間は勇気ある自由意志によって無根拠性から飛躍しうる、と彼は考えた。ポール・ジョンソンの「現代史」は詳細に語る。サルトルとマルキシズムの出会うところに大きな悲惨、クメール・ルージュによる大量殺戮が起きたことを。

サルトルにおける存在と無の二元論の危険を、早くから、指摘していたのはメルロ・ポンティであった。実際に存在するものは、単純な二元論では把握しきれない。存在は私たちの思考を超えた厚み、豊かさを含んでいる。重要なものは、存在と無という言葉の間にある「見えなかったもの」、「語られなかったもの」、「考えられなかったこと（ノン・パンセ）」である。それらは、つねに行間に残されるものである。個別的自我から残された膨大なものを、彼は「残余」と呼び大切にした。

「生に意味は与えられていない」。

三十年前の私たち若者も又、無に鋭敏で、それを愛した。私たちの思考がたどり着く終着点は、常に無であった。サルトル的な無であった。一方、私が出会った「抑うつ」患者は、既に、人生の先輩として艱難辛苦を味わい尽くし、「生」には若い熱意によっては到底、理解できない深みがあることを知っていた。彼らにとって、空虚は生き永らえた過去となっていた。空虚は新しい生を紡ぎだす出発点にすぎなかった。空虚を生き延びたときに見える真実。無の彼方に、それと表裏一体となって出現するもの。「見えないもの」。それは常にもっとも平凡なものであった。彼らは、それを知っていた。

しかし、そのことこそが若い私には理解し得ないことだった。人は「空」を恐れてはいけない。彼らは、耐え難い空虚と引き替えにして得た智慧を、若い私に語っていたのだった、と今にして気付く。

文学に絵画に、「叫び」のような孤独、空虚は繰り返し主題化される。私は当時から、そのことに関心はあった。しかし、当時の私は、いかにも若すぎた。私の知る心理学には、「空しさ」の現象学はなかった。「空しさ」の感情が人間存在の条件であるなどとは思ってもみなかった。ただ空虚感は治療し取り去るべきもの、取り去り得るもの、分析されるべきもの、と思い込んでいた。それは単なる喪失感で無力感という症状でしかなかった。まして、空虚感の深みにこそ「癒し」への力が在ろうとは、一人の若者には思いも寄らなかった。そのような「私」が「空しさ」の訴えを理解できるはずもなかった。「空しさ」の訴えこそが生への渇望であることを、私は知らなかった。言葉に出来なかった。そのことを患者と話し合えなかった。そこに「私」の臨床家としての限界があった。

抑うつの当事者達は、いつか私がそのことに気付く日が来ると気遣い、やさしく私に語っていたのではなかったか。人生の一先輩として……。

この理解が正しいとすれば、その「やさしさ」こそが、より大きな「空」を見た者に特権的だったのだろう。このように私が理解するのに、この三十年が必要だった。そして、今、私は、あまりにも、やさしかった彼らへの謝意を、ここに書き留めているのだ。いつも、目前にいる患者が、人が、臨床の師であった。

第3章 「共感」の心理学

……空海「声字実相義」を読む……

やさしい言葉は私を救ってくれない。

やさしい人は私を救ってくれる。

私を正面から見つめ助けようと try されればされるほど、私は意地悪くなる。

「私は私でしかない、固有な存在」ということが、露わになるから。

Dasein ist ferner Seiendes, das je Ich selbst bin.

ヒカリ

1.「共感」の理論

冒頭の文章はヒカリ（仮名）という女性のものである。彼女は主治医である私に「死にたい」と訴えた。この文章は当時、彼女が書いたものである。その後、彼女は新しい生へと歩み始めた。私は本人の了解の上でそれを私の著書に書き残した（熊倉伸宏：死の欲動．新興医学出版社、二〇〇二年）。

私は業務として自殺予防の相談にも乗ることがある。しかし、私の自我には人を生かす能力は与えられてはいない。そのことを他ならぬ私自身が何度も思い知らされている。治療者の行う専門的解釈の無力を十分に体験している。それにもかかわらず彼女は何処かから生への原動力を得た。私はこれから出会うであろう第二、第三のヒカリに対して、この点を理解しておく必要を感じた。それが、この小論を書く契機である。

当時、ヒカリの言葉が私に訴えかける衝撃は強いものだった。しかし、私は何に衝撃を受けたのか。彼女はそのとき何を見て、何を語ったのか。ゆっくりと考える時を持てないままに今に至った。実は、当時の私にはそれを考え抜く心の余裕がなかったのである。ただ、彼女の言葉は一種の衝撃、あるいは「響き」として私のなかに言葉にならない何ものかを残した。心の臨床家よりも患者の言葉の方が豊かである。その実感がもっとも大きな臨床的所見であった。

患者は深い苦悩のなかにいる。しかも、心理学用語に縛られることなく自由に語ることができる。彼らの言葉は心の深奥から発せられるがゆえに、強い「響き」を持って治療者に訴える。その実感だけが残された。ここでは、その「響き」の正体について考えねばならない。そのために私は今、あらためて、この言葉について考えることにしたのである。

自殺研究については精神分析学も心理学も疫学も多くのヒントを与えてくれた。しかし、ヒカリの治療体験では、それらの専門知識は私を助けなかった。それればかりか専門語と専門技法は患者の言葉を聞こえなくするジャルゴンに満ちていた。専門語では太刀打ちの出来ない何かを彼女は語り、「それ（エス）」が治療関係を支配し、「それ」が彼女を生かした。それが私の実感であった。私はそれを言葉にしたいのである。

私は考えた。近代的思考、専門的思考に染まる以前の言葉に一度、立ち帰って、そこからヒカリの言葉を素朴に聴くことはできないか。精神分析の祖フロイトならば、そのようにするであろう。そんなことを思っているときに、またも偶然に空海の「声字実相義」を読む機会を得た。そこには実に現代言語論以前の言語論があった。空海の助けを借りて、もう一度、ヒカリの語りを理解することに思い至った。

今、ここで、ふたたび、空海の著作に出会うことに、私は懐かしさを感じている。空海入門の必読書として即身成仏義、声字実相義、吽字義の三部作がある。即身成仏義は既に取り上げた。幸いなことに声字実相義にもすぐれた解説書が二つある。ここでの空海理解はほとんどが両書によっているので、あらかじめ以下に出典を紹介しておく。

参考文献

（一）那須政隆：声字実相義の解説．大本山成田山新勝寺成田山仏教研究所、一九八二年
（二）福田亮成：声字実相義．ノンブル社、二〇〇二年

2．「偽りの共感」と「やさしさの沈黙」

臨床においてヒカリの心理分析は彼女の心的葛藤を明らかにした。それは親友の死と幼児期の母子葛藤の記憶であった。しかし、その洞察は彼女には解決不能な苦痛が存在することを明らかにしただけであった。苦痛を持っていかに生きるのか。苦痛を持ったまま新しい世界に生きること、それが本当に可能なのか。可能だとすれば、どのような道が在るのか。あるいは死が唯一の救いなのか。この問いこそがヒカリが治療に持ち込んだ課題であった。そして、この問いの前では私が学ん

だ心理学は無力であった。

ヒカリに「やさしい言葉」で「生きる意味」を語った人はいた。

「あなたの命はかけがえのない貴重なものだから、死んではいけない」

「あなたを愛している人が悲しむから死んではいけない」

これらの言葉は自殺への衝動をやさしく懐柔した。しかし、どの言葉もヒカリの心には届かなかった。ヒカリは「やさしい言葉」に隠された些細な嘘を見逃さなかった。死を直視している人の心は些細な欺瞞に対して澄み渡り研ぎ澄まされるのだ。

「……『あなたがいるから私は生きてゆける』と、私はたくさんの人に対して思う。でも、そう思っていることと、事実は異なる。それが、つらい。思っていることは本当なのに、A子がいなくても私は生きてゆける（筆者註：A子とは突然死した親友である）。そして、それが、他者にもあてはまる。悲しむであろうが、私が死んでも皆それぞれ生きてゆくだろう。『他の人につらい想いをさせるから、私は自殺しない』というのは、もっともだけれど説得力に欠ける……。それでもあなたは生きて行くでしょう、と、自殺する時にはつよく思っていた……」

ヒカリにとって、「やさしい言葉」とは何であったか。

語り手の「やさしさ」には一点のかげりもない。それでも「やさしい言葉」はヒカリには無効であった。むしろ、「やさしい言葉」こそが彼女を傷つけた。この点を理解することが自殺予防の入り口となる。これを説明しよう。

「やさしい言葉」は孤独な心が他者と交わることの不可能性を露わにした。そして他者への飢餓感を引き起こした。そして「生きる」ことがさらに苦痛であることを明らかにした。自分は他者に理解されない孤独な存在であること。その孤独は他者の理解を超えること。しかも、その孤独には、もう一つの感情、他者を求める心が異物として秘められていること。「やさしい言葉」はその苦痛を知らずして語られる。それゆえに孤独な心をさらに孤独にする。人と人との「隔たり」を露わにする。

届きえない他者、「隔たった存在」。「隔たり」を生きるものにとって手に入れることの出来ない「やさしさ」。それに気づき沈黙すべきところで語られた「やさしい言葉」。「やさしい言葉」を語る者こそが残酷であった。「やさしい言葉」は人と人を決定的に隔てる死の言葉だった。

「やさしさ」への飢餓のなかにいる者に対して他者は沈黙する他にない。「隔たり」を生きる人間存在の悲惨を雄弁に語った言葉が「死にたい」であった。

自殺予防の関わりは雄弁によってではなく、「やさしさ」の沈黙から始まる。

自殺念慮を前にして「やさしさ」は一時、言葉を失う。こうして治療者としての私の言葉も無力になった。「生きなさい」と語ることすら困難になった。その言葉のなかにある些細な欺瞞に、私自ら気付いてしまうのである。「なぜ生きなくてはならないの」と問い返されたときに応えられない自分が居ることに気付くのである。

こうして「やさしさ」の沈黙が治療関係を支配し続けた。ただの、日常会話だけが二人をつないだ。これがすべての出発点となった。

沈黙の中から死を考える者の問い掛けが聞こえてきた。「生きられた世界」を苦痛と感じる者は「生きるべき世界」をどこに求めれば良いのかという問いであった。

ヒカリは宗教に助けを期待しなかった。典型的な現代人であった。その結果、私以外に誰も聞き手はいなくなった。しかし、心の専門家であっても、生死について語るべき言葉を私は持たない。専門家というだけでは、他者の死を受けとめる言葉を持たない。ヒカリとの出会いは私を絶体絶命の心境に引き込んだ。

しかし……、彼女の言葉。治療者の無力を露呈し沈黙にとどめる言葉。その力。そこにこそヒカリの病理も、奇跡もあった。それを見つめることから、私は考えはじめた。

3．「隔てる言葉」と「つなぐ言葉」

言葉は人を隔て孤独にするだけでなく人と人を結びつける。過去に私の心に「響く」言葉はいくつもあった。この点では私は他者から多くの言葉を得た。その言葉の数だけ貴重な出会いがあった。それを糧として今の私がある。彼らから得た貴重な言葉は私の財産であった。私は彼らの言葉を語り継いで生きている。

しかし、それはヒカリには通用しなかった。他者から聴いた真実の言葉も私が使うと、それは他者の言葉となった。言葉は生きた出会いによって人を動かすべきものであった。ヒカリが出会ったのは他ならぬ私であった。他者の言葉の陰に私が隠れることをヒカリは許さなかった。臨床家としての、もっとも大きな所見、困難、避けることの出来ない事実、それは私とヒカリが既に出会ってしまったという事実であった。二人の間で、既に何ものかが始まってしまったという消しがたい歴史性。私にとって、それは取り返しのつかない恐ろしい事実であった。そして私の言葉こそが試されていること、私は逃げられないことを知り唖然としたのだった。

まったく同じ言葉、記号、シンタックスで話しても、人を生かすか、死なせるか、を決定する何ものかが背後で作動している。それは何か。「やさしい言葉」ではなくて、「やさしい人」だとヒカリは言う。それでは「やさしい人」とは誰か。その人が語る言葉は何か。その人はどのように不可能を可能にするのか。彼女はいったい何を語ったのか。

「共感」？

たぶん、それは正しい答えであろう。素人でもこの言葉を知っている。正しく用いることもできる。共感は言葉を超え、自他の区別をも超える。共感のある言葉とは、いかなる隔たりをも超越し人と人を「つなぐ言葉」である。しかし、共感は人に応じて無限の多様性をもつ。彼女の前で、私自身は「やさしい言葉」と沈黙のほかには共感の方法を知らないのだ。言葉の中にも、沈黙の中にもあり、その両者を超えて人に語り掛ける何ものか。それは何か。

専門家は専門語を武器とする。専門語は思考の武器であり、現象を切り分ける道具である。専門語とは隔てる言葉である。何ものかを区別し隔てるために在る。それは共感について考えるに最もふさわしくない言葉である。その限界の中で、それでも現代の専門家が他者の心に至ろうと欲するとき、陥りがちな思考パターンを二つ、私は知っている。

一つは引用文献的思考である。

私が専門論文を読んでいるとき、著者の語りが重要な地点に至ったとする。つまり読者である私がようやく著者の思考の秘密に出会うと心が秘かに躍るとき、私は突如として著者から肩すかしを喰う。

論文の重要な時点で突如、フロイト、ロジャースなど「著名な他者」の名が引用される。「……によると」。著名な名が用いた言葉が他者の語りとしての尊厳すら剝ぎとられて引用される。その瞬間に論文の著者は語ることを止めてしまう。ここが問題なのである。著者は一人の人間として私と出会うことを止める。著名な名の陰に回避する。その結果、著者は単に著名な他者と私を「隔てる存在」になり下がる。著者が一言、語るたびに、著者、著名な他者、そして私という三者の間に「隔たり」が構築される。そのような語り方を私は引用文献的思考と名付けた。

もう一つの思考パターン。それは操作主義的思考である。言葉に自己流の定義を与える研究者たち。言葉を定義し既知のモノとして、それを操ることによって問題を解決できると考える人たち。言葉への畏れを持たぬ人たち。このとき言葉は誕生の瞬間から語り手の狭小な自己のなかに封じ込められる。それゆえに操作主義の言葉は自我の狭小さしか語ることができない。

引用文献的思考と操作主義の言葉。

これらは共感の心理学における専門的思考の病理的表現である。「隔てる言葉」。出会いを語れない言葉。要するに、今、共感を語りうる専門語を私たち専門家は持ち合わせていない。共感研究は現代心理学のアキレスの踵であった。

自我を超え、自他を超え、合理をも超えたところで言葉が開ける瞬間。専門語が語り得ない何ものか。臨床家の言葉にも無意識的に作動している何か。あまりに当たり前であるが故に凝視することも語ることもしない何か。そこにこそ現代心理学が成立する足場がある。そこに、あたらしい臨床言語論を築かねばならない。

4．臨床言語論を求めて

生きた言葉は人を動かす。言葉を通して人と人が出会う。時代を超えて、人は他者に直接、言葉で語りかける。生きた言葉は時空を超え、自他を超え、合理をも超えて他者の心に達する。言葉がもつ未曾有な可能性。言葉には大きな何ものかが潜んでいる。ヒカリはそれを求めていた。

しかし……、「それ」とは何か。

ここで、ふたたびヒカリの言葉にもどろう。冒頭の言葉を書いた当時、ヒカリは生死をかけた熾烈な闘いの中にいた。その詳細を語ることができるのはヒカリだけである。私にできることは、ヒカリの書いた文章を整理して示すことである。

「私は私でしかない、固有な存在」

ヒカリは自分の存在理由を探し求めた。ヒカリは哲学生ではあったが、信仰者ではなかった。この世界の彼方に、もう一つ「生きるべき世界」が開けることを求めた。新しい世界を求めてハイデイガーと出会い、彼の言語で読み、それを愛し学んだ。著作を熟読するほど、皮肉にも、ヒカリは人間存在の「隔り」を思い知らされた。「隔てられた人間存在」。隔てるものは他者であり死であった。ヒカリの関心は死と彼岸に向かい、ヒカリの世界は死に向かって構築されていた。この意味でヒカリは他者との隔たりを病んでいた。

他者から隔てられた自己。孤独な自己。自己決定することしか知らない自己。そのとき他者希求は自我の中に閉ざされ鬱屈し、それでも自我のカラを打ち破ろうと激しく自我を責め立てた。閉ざされた自己のなかでは他者希求こそが苦痛であった。希望こそが苦痛であった。希望こそが自殺の契機となった。「やさしい言葉」は残酷だった。自殺予防に関わるものが無視してはならない困難が此処にある。

隔てられた存在が抱く他者希求、その痛み。いかにして、欲求が対象に結びつきうるのか。それは本来、可能なことなのか。ヒカリの問いはそこに在った。それはフロイトから土居健郎に引き継がれた依存欲求についての問いと同じであった。

そのような問いを抱いてヒカリは心の治療を訪れた。それゆえにヒカリは「隔たり」を超えた

「やさしい人」を求めた。同時に、それが不可能であることを恐れ、「やさしさ」を恐れた。

「やさしさ」に対する徹底的なアンビバレンス。依存の基本的病理。

治療もまた他者との出会いの一つの形態であった。

当然のことながら、治療が進行するほどヒカリのなかで他者希求は刺激された。ヒカリの自我は悲鳴を上げた。気持が通じ合うこと、共感。それこそが苦痛を生む。「やさしさ」こそが苦痛を生む。人との出会いこそが苦痛を生む。そこに他者を発見した者の苦痛があった。新生児が初めて世界に接して感じる苦痛がそこにあった。自我崩壊の恐怖があった。それを超えて、深い共感はどこに成立するのか。

自殺の苦痛はまだ自己の内部に留まる。この自分のままで信念に従って一人、ソッと死ぬことも出来る。しかし治療関係の中では、そのような解決は残酷にも閉ざされる。ヒカリの自我は生と死の両側から強く惹かれて引き裂かれた。ヒカリが「やさしい人は私を救ってくれる」と語ったのは、そのような状況においてであった。「やさしい人」とは誰なのか。「やさしい人」は、いかにして人間存在の固有性を超えてヒカリの心に達することが出来るのか。固有な「この私」の語りが自分すら知らない方法で「隔たり」を超えて他者の心に至り、そこに癒しの力を生む。そのような不可能なことを人間は、どのようになし得るのか。人間存在の深みにおいて、いかに不可能が可能になるのか。奇跡はどのように起きるのか。ヒカリは私に、そのように問うた。少なくとも、私はそう感じた。

ヒカリの世界をさらに追う。

ヒカリは「世界」の在り方そのものを問い続けた。それは死に向かって運命づけられた世界を打破する試みであった。ヒカリが行ったことは、ハイディガーの世界内存在の再解釈であった。その導きの線となったのは上田閑照の二重世界内存在であった。ヒカリは次のように記述した。

「私たちはともに手をつないで同じ世界に住んでいる。その世界とは閉ざされた空間ではなく、限りなく開かれた明るみの差し込む場所であり、これが二重世界内存在としている私たちの場なのである。世界の内に居ることが世界を超えたところ（虚空）にまで通ってある個を開示している」。

死によって限界づけられた世界に人は個として居る。絶対的他、死が目指された世界に在る。しかし、その世界自体はどこに、どのようにあるのか。ヒカリはそう問うた。「虚空」の中に無限の広がりの中に存在する。その虚空において世界は明るく開かれて在るに違いない。そこに自他も生死も超えた世界があるに違いない。こうしてヒカリは「虚空を知りたい」と語った。「そうすれば生きられる」と。「開かれた世界」。世界はいかに開かれるのか。心理学はこの現象を語り得るか。

冒頭の言葉はヒカリが「閉ざされた世界」から「開かれた世界」へと飛躍する瞬間に語られた。それはヒカリが生へ、おぼつかない一歩、しかし大きな一歩を踏み出した瞬間であった。一歩の飛躍。それは無限の飛躍、死から生への飛躍であった。それは二度目の誕生の瞬間であった。

そのとき言葉は「虚空」、無限へと開かれた。臨床家の言葉も、また、そこに足場を置かなくてはならなかった。治療者の言葉は大きな飛躍を体験しなくてはならなかった。そのとき言葉は自他を隔てるだけではなく、自他を結びつけるものでなくてはならなかった。切断と連続、異質と同質の共存。否定と肯定のモーメントの共存。これを思考するための言葉を私は見い出さなくてはならなかった。

そう感じているときに、私は空海の言葉論に出会った。

5. 即身：自然としての自己

以下の論旨を追いやすくするために、まずは私なりに空海の自我論を整理して紹介する。「即身成仏義」で空海は存在するものの総てを六大という言葉で表現した。六大とは地、水、火、風、空、識の六要素である。著作によって六大、五大、四大と使い分けられている。煩雑さの原因は空海が先行文献に忠実に従ったのが理由のようである。しかし、六大は融合し合い不可分であるから、五つでも四つでも、ここでの議論に本質的な差は生じないと考えて論を進めさせていただくことにする。

むしろ重要な点は、空海が六大に与えた特性にある。六大は言語を超え、合理と思考を超え、因果律を超え、時空を超え、無限の広がりを持ち、自他の区別を超えて流転する。カオスとしての自然。それを空海は六大によってシンボリックに表現した。

虚心な自然観察は流動するカオスに出会う。そのとき自然は観察する「私」をも包み込む圧倒的な存在であると気づく。自我も人間存在も自然の一部であることを再発見する。それは自己の狭小に気づく時でもある。空海の興味深い点は彼が自然のカオスに出会って立ちすくんだだけではない点である。自然こそが自己の本体であるとして、そこから思考を開始したのである。こうして彼の思考に固有な力強さが出現した。

空海においては、「私」という存在もまた六大から成る。つまり「私」とは、本来、自他を超え、言語を超え、因果律を超えた無限の広がりのある自然として存在する。自然としての自己、それを空海は「即身」と名づけた。即身とは個々の人間の基底にあり、個別的人間を超えて存在する流動する自己のことであった。この水準では自己は膨大な自然と一体であり、自己は自然を内に取り込む。自己をこの水準で語るとき、私はそれを自然的自己と名づける。自然的自己とは空海の「即身」を私たちの思考に馴染むように、私なりに現代語訳したものである。自然的自己の水準では自殺は初めから存在しないのである。

これに対して、自他の分離の上に構築され、自我の確立を目的とした近代的自我を個別的自我と私は名づけた。それは空海が即身と対比して用いた「我」という言葉を現代語訳したものである。自殺するのは自己決定する自己であり個別的自我だけであった。

ここに個別的自我と自然的自我の対比が可能になった。ここで「閉ざされた自己」と「開かれた自己」の対比、「閉ざされた世界」と「開かれた世界」の対比が可能になった。多少、本題からはずれるが、この対比は精神分析学におけるナルチシズム論の再解釈にも新しい光をもたらすであろう。そして、土居健郎が自他を超えた「甘え」の欲求を提唱したのは、まさに、この点であった。

さて、空海の「声字実相義」の議論に入る準備ができた。

6.「真なる言葉」と「妄言」

人は感じたものを言葉で考える。それゆえに、感じたものと言葉の関係について多くの学説が生まれる。

言葉は仮のものであり仮象を表現するだけであって、そこに真実は含まれない。そう主張する学説があった。顕教各教派の妄言説である。しかし、言葉に真実を見なければ人は無限のカオスに迷い漂うだけであった。

一方、空海は、言葉は人を真実に導くものであると考えた。如義言説の立場である。しかし、言葉が真実を含むというならば、何処に真偽が入り込む余地があるのか。空海の理論は、この原点に迫ろうとする。空海の答えは明快である。

悟る者は明晰な言葉を用いるので大きな開けへと至る（声字分明而実相顕）。言葉を介して真実（自然）と出会うことができる。その逆に迷う者は言葉にこそ迷う。言葉の真偽とは実は悟る者と迷う者の差異である（悟者号大覚、迷者名衆生）。

人を真実へと導く「真なる言葉」がある。それを空海は真言と名づけた。真言とは狭くはサンスクリットを仮名表記した呪文である。密教では、呪文を唱える行を口密という。それは個別的自我が自然的自己へと展開する一つの契機である。この点については宗教的な行の世界であって、素人の私の語るべきところではない。ここでは「真なる言葉」と「惑わす言葉」の差異が立てられたことに注目すれば十分である。

こうして声字実相義でもっとも知られた四句を取り上げることになる。

五大皆有響
十界具言語
六塵悉文字
法身是実相

7. 五大皆有響

五大皆有響とは、「五大が相触れたとき必ず音響が生ずる」という意味である。五大とは自然であり存在であり、その要素である。それは響きの本体である。つまり音響は五大が触れ合って生じる作用である。五大は自他・合理・言語を超えるという特性をもっている。そこに生ずる響きもまた、当然、これらの本質を備えている。

空海は自然が発する響きを論じた後に、人が発する声について語る。

「人体の内外の空気が動けば必ず響く。これを名づけて『声』と言う。『響』は必ず声によって生じ、声は響きの本体である。声が発せられると、必ず物の名を表することになる。これを『字』という。名は必ず体を表す。体が実相である。実相は真実の世界である」。

ここで実相とは六大であり自然そのものである。自然の響きが音響を生む。響きによって人は声を発する。ここに言葉が生ずる。

このように言うとき、まずは声と字と実相の三種が区別されている。そこで、あらためて空海は三者の関係に注目した。その関係は、声＝字、声字＝実相と示された。つまり三種の区別は仮のものであり、本来は一つである。こうして言葉と自然の間には、いわば、「隔てられた一」の関係が指摘される（持業釈という解釈法）。

自然の動きから生じた響きが言葉を生きたものにする。個別的自己が語るときでも、その響きは自然の発現である。個別的自己を超え、言葉の用法・意味を超える。つまり、生きた言葉は「響き」を伴い個別的自我を超える。

ふたたびヒカリの言葉に戻ろう。

ヒカリは「死にたい」と訴えた。それを個別的自己の水準で理解すれば、自己決定の言葉、意思表示であった。それは近代的自我論の病理的表現であった。その範囲では他者は隔てられ、私がなすべきことは何もなかった。しかし、実際に「死にたい」という言葉を聴いたとき、私は「生きたい」という響きを感じ取ったのである。その背後には「なぜ生きねばならないか」という、より難解な問いが潜んでいるとすら感じたのである。言葉のなかに言葉を超えて語り掛けてくる何ものかを、私は実際に聴いたのだ。それは、まさに「響き」という言葉に似つかわしい体験だった。

しかも、ここが大事な点であるが、響きを聴くことは治療者としては恐ろしいことであった。なぜなら、響きのあるところ、逃げることのできない、答えることのできない問いが在るからであった。私は「響き」について語る言葉を持たない。そこで私は沈黙する。沈黙する治療者は「自殺について話し合えない治療者」となる。当然のことながら、私は沈黙を武器にするほどの名人ではないからである。

私が実際にしたことは自分が感じた上記の体験をヒカリに素直に話すことであった。素直な言葉で語ることであった。それ以降、それが私の技法となった。

「死にたいと聞くと私には生きたいと聞こえるのだよ」

そこから二人の新しい話し合いが始まった。響き合うように、ヒカリと私は「死にたい」という言葉の彼岸にある世界を求めて果てしない探求へと踏み出すことになった。それは「生きた世界」から「生きるべき世界」に向かっての探索であった。隔てるもののない未知の世界への探索であった。それは生きたままで彼岸へと旅立つごとく、おぼつかないものであった。答えは死しかないかも知れないからである。治療者の無力は目に見えていた。

今にして思う。二人の間で「死にたい」という言葉を共有した時に、既に世界は開かれたのかも知れない……。言葉の響き。響きの源泉。その響きに触れる時、即刻、私たちは個別的自己と「閉ざされた世界」から解放され開かれる。

治療者を支配した不安の正体は「開かれた世界」への予感であった。治療者としては「新しい生」を目撃することこそが、その未知が恐ろしかったのである。

8. 十界具言語

「もともと人は十界のなかに住んでいる。十界にはそれぞれに言語が具わっている（十界具言語）」。この一句は自分が住む世界の差異によって言語が異なることを表現している。十界とは仏界から地獄へと至る十段階の世界である。十種の世界に応じて十種の言語がある。人の心には十の在り方が在るという意味でもある。空海はさらに世界を二種類に区別した。「真なる言葉」を語る世界と妄言が支配する世界である。真なる言葉とは仏界の言葉である。ここで真実とは法身（実相）であり私たち人間に先立って働いている自然的自己の世界である。それは即身であり六大そのものである。

要するに言葉の真偽を決するのは、人がどの世界に住むかであり、現代流にいえば、人間存在の在り方である。

自然が発する「響き」に言葉の真実がある。響きを聴きさえすれば良い。それは世の人が誰でもが行っていることであった。それは余りに日常的で当然にすぎることであった。それほどに日常的な行為がなぜ困難なのか。「響き」を虚心に聴くことは恐ろしいことだからだ。死の恐怖にさらされた者の語りは尚更であった。私たちの自己は本能的に「響き」から耳を閉ざそうとする。自然の響きを忘れようとする。自然の声、響きこそが恐ろしい。少なくとも、私はそうであった。そのような畏れのなかで心が開かれている人のみが自然の声を虚心に聴くことができる。空海はそう語っていると私は思った。

深い共感。深い響きを聴くには、個別的自我は無限の自然に開かれている必要がある。明るみへと開かれた自己。それを体験することは、私たち凡人には自我崩壊の恐れを体験することを意味する。その恐れに耐えきれず耳を閉ざし目をつぶる。そのとき、その人の語りは妄語となる。悟る者は悟り、迷う者は迷う。その言葉の意味を私はこのように理解した。

要するに、私たち平凡な心の専門家にとっては「響き」を直視することが困難なのだ。言葉に秘められた「響き」を聴くこと。ヒカリがいう「やさしい人」とは、「響き」に対して開かれた心をもった人であろう。

9．六塵悉文字　法身是実相

諸知覚のことを六塵と呼ぶ。六塵とは色、声、香、味、触、法の六つの知覚を指し、見える世界から考えられる世界までを含む。知覚から文字が生じる。ただし知覚された声や字そのものに常住の真実があるとは空海はいわない。その逆である。知覚も文字も声も移り変わる。知覚されるものは無常に流転する仮象である。こうして人の知覚は変幻する自然に惑わされ、個別的自己は妄言を信じてしまう。

自然は「響き」によって真なるものを伝える。響きのあるところに「真」の言葉が在り文字が生ずる。生きた言葉は響きとともに生ずる（文字所在六塵其体）。こうして人は流転する自然を響きによって心の芯で感じとる。

さて空海の興味深い点は自然と交流する秘法があることを実際の行をもって示した点にある……らしい。それが三密加持である（六塵之本法仏三密即是也）。三密とは身密、語密、意密（心密）である。手に合掌の印を結び、口に真言を唱え、心に阿字を観することによって自然との融合を体験する。言葉、体、心の三つが一致したとき、初めて自然と一体になる。ここで興味深い点は、一つの真なる言葉、一つの真なる行為、一つの真なる心によって響きを感知すれば良い、と空海は言ってはいない点である。声、言葉、所作、つまり、心のすべて、全身全霊によって、初めて真なるものを知覚できるとする。平凡な自我にとっては、開かれた心で響きを聴くことは、それほどに難しいと空海は言いたいのだろう。

人は生きる限り響きを聴く。響きは人との出会い、自然との出会いのなかに日常的に存在している。ただし自然の響きを聴くことは恐ろしい。それは個別的自己の根底を揺さぶるからである。真実を見るのは恐ろしい。そのとき人は響きから耳を閉じ目を逸らす。

響きは個別的自我に自然への従属を要求する。「私はこう考えた」、「彼はこう考えた」と分析している間は、そこで語られる言葉は個別であり真実を含まない。言葉が人と人の間で響き合うとき、はじめて言葉は自他を超え、合理を超え、言葉自体を超える。響きの前では人は言葉に従うことしかできない。理屈付け、理論化は後から来る。解釈の言葉が共感を産むのではない。共感は先ずは「響き」として意外性をもって現れる。響きは自然の語りであり、そこから個別的な思考が作動するに過ぎない。

10.「共感の理論」に向けて

共感とは何であるかを人は日常生活のなかで十分に知っている。同じように臨床家は臨床実践において、「共感」とは何かを既に知っている。それでは共感という言葉がこれほどに現代心理学の弱点となったのかは何故か。共感という言葉を説明し定義しようとする試みは、なぜ、これほどに不毛なのか。この状況は何を意味しているのか。

少なくとも、言葉の定義不能性はその言葉が不要であることを意味しない。共感と言う言葉が不明確で不要なのではない。もっとも重要な現象を語る言葉を人は定義することはできない。人と言葉の関係がそのように出来ている以上は、定義不能性はそこに本質的なテーマが存在することを語っているのである。定義不能な言葉を実践の武器として思考すること。その労力を放棄すること。放棄こそが危険なのだ。人知が自然の神秘を支配できるとする主知主義こそが危険なのだ。そこに臨床における人間疎外が始まるからだ。

共感の一言を捉えようと悪戦苦闘した先人たちの研究。容易に報われない研究。それを批判するほど容易なことはない。その試みは現代のアカデミックな学問の場、研究業績主義の構図には合致しがたい。しかし、専門家としての業績目録に加えがたいというだけの理由で真のテーマから目を逸らすのは、あまりに軽率に過ぎよう。そのとき臨床家の視野は「人間」を見失い、その言葉は響きを失うからである。

響き即言葉となる瞬間が「共感」であった。響きは言葉が開かれる処であった。生きた共感には響きへの洞察がある。響き合う瞬間に、一瞬で、死に隔てられた世界内存在が無限の明るみへと開かれる。そこに自然的自己の語りが出現する。

思考が対象を分析し真実に達するのではない。思考そのものは真実も不真実も含むことができない。そこに思考すべき価値ある出発点が存在することを知らせるのは「響き」なのだ。思考はそれを分析するだけなのだ。個を超えて響き合うもの、呼応し合うもの、それを感知したとき、個別的自我はそれぞれが固有の方法で反応するだけなのだ。そこに現代心理学が誕生する。この順番は不可逆である。心理学は自然に従属する。ここが逆転するとき臨床における人間疎外が始まる。

私はヒカリとの出会いから、そのことを学んだ。

このエッセイでは空海の助けを借りて、共感という現象を「響き」として捉えた。「響き」という言葉は人と人の出会い、心がふれあい響き合うという現象を見事に表現する言葉であった。響きとともに、個別的自我が自己を超え合理を超える。そのとき彼方から「何ものか」が自明性を持って語りかけてくる。自己と他者、合理と非合理という区別を超えた何ものか。そこに生ずる「開け」と「明るみ」。光。それは専門知識が生み出される場であり、その前提条件であった。それは専門知識を支えるものであり、それゆえに専門性が対象とし得ないものなのだ。紆余曲折を経て、ようやく、当面の結論に至り筆を置く。

書き終えて思う。空海の著作とされるものの中でも声字実相義は難解である。どこまで私はそれを理解したのだろう。私の理解は正しいのかと不安になる。ただ私は著作を通して空海と出会えた。その偶然に感謝する。いかなる理解であれ出会いによって私のなかに生じたものは、それ自体、空海の真実の一部であると私は思う。そう考えて良いと彼は言うと思う。

11. おわりに

さて、「やさしい人」とは誰だろうか。

響きを聴き、それに、もっとも素朴に呼応する人。もっとも普通のことを普通に感じることのできる人。感じることから目を逸らさない人。もっともウブな心をもった人。真に自然な人。その人の心には膨大な自然があるにちがいない。その人の心には誰でもが住みつく空間が用意されているにちがいない。自分が生まれる遙か以前の過去、自分が生きている世界、これから生きていく者たち、誰でもが住みつくことが出来る自然な空間がそこにある。その人の心は膨大な「空」と「海」をも包み込む。「空海」の名は、そこから来たのではないだろうか。

私は自分が凡人であるという事実を恐れる必要はないのだ。空海は私も彼も同じであると語ったのだから……。

しかし、一人の人間でもある彼が、なぜ、そこまで語り得たのか。

空海の青年期には謎に充ちた放浪がある。この世の果てを求めて四国の室戸岬に歩き着くエピソードがある。その洞窟にしばし住みつき、明けの明星が大音響とともに自分のなかに飛び込む体験をした。そのとき彼は自分が自然のなかにあり、かつ、自分のなかに大きな自然があることを未曾有の「響き」とともに確信したのであろう。この世の果てで閉ざされた世界が轟音とともに突然、開けた瞬間、あたらしい光が刺した瞬間であったろう。

最後に、臨床に話を戻そう。

此岸（しがん）において生の根拠を問うとき、人は死に行き着くだけである。心理学と精神医学は此岸の学である限りは自殺を扱えない。自殺願望は死を目指す限りにおいては彼岸への願望だからである。苦痛に充ちた生から解放する自殺しか答えはない。

しかし、此岸そのものを問うことによって世界は明るみへと開かれる。ヒカリが死を求めて発見した彼岸とは、他ならぬこの現世であった。「開かれた世界」とは現世のもう一つの姿であった。ヒカリが予言したように、この世界は膨大な「虚空」によって支えられていた。ヒカリ自身が「生きるべき世界」を発見したのだ。「やさしい人」とはヒカリ自身であった。ヒカリは人間のもう一つの姿を再発見したのだ。もう一つの姿とは空海であり、家族であり、すべての人間存在であり、詰まるところ即身であった。そのようなヒカリの前では無力な治療者ですら「やさしい人」であったのだろう。

こう考えると、ヒカリが語った「やさしい人」とは膨大な響きを内に秘めた本来の人間存在そのものだということになる。

ヒカリにとって世界は実際に二重に存在した。「閉ざされた世界」と「開かれた世界」として…。それゆえに、「生きることには『死ぬよりつらい』の体験が待っているであろう」と語り、新しい生へと一歩踏み出した。

人は既に開かれた「やさしい」存在であった。それは人としての本来の姿だった。その事実から目を逸らさなければ良いだけなのだ。空海は自らの体験をとおして、そのことを伝え続けた。私は即身の思想をそのように理解した。

しかし、それを実感するには人間はトテツもない衝撃を体験しなければならない。日常性のなかに身を置きながら、世界が未曾有の神秘へと開ける瞬間を体験するのである。あたかも明星を呑み下すような体験。それは平凡な自我には恐怖に充ちた体験である。そのときヒカリは私の思考が展開するのを支えてくれた。ただし、ヒカリはこのことには気づいてはいないと思う。

私には忘れられないヒカリの言葉がある。それは、「先生が生きられるのならば、私でも生きられる」であった。

このような経過の中で、少なくともヒカリは私よりは永く生きるべき人だと、私は感じた。そして、「死ぬのは私の方が先だよ」とだけヒカリに答えた。これは私がヒカリに語った唯一の答えであった。

以上で、小論を終える。最後にこれを出版する手続き論について一言、付け加えたい。既に原稿をヒカリに直接、目を通してもらい出版の了解を得た。ヒカリは私の試みを喜んでくれた。ただし、この内容を読んで意見を私にフィードバックするまでには時間がかかるとの返事であった。実際、ヒカリは今、充実した、もう一つの生活を歩んでいる。そのような事情が関係しているようである。この小論も今のヒカリの生活からみれば、いかにも無粋な闖入物であったろう。ヒカリさんにはこの不作法をお許し願いたい。そして、フィードバックを強要するつもりは更々ないことをも付け加えておく。

将来、もしヒカリからコメントが来たならば、私の思考がもう一つ展開するのだと感じている。そのときには、本稿とは異なった文章ができあがる可能性がつよい。いま、活字になったものはこの時点での一つの客体化である。しかし、言葉もまた響きに伴い発展し流転する一つの自然である。固定と流動のダイナミズムがあるから言葉はおもしろい。流動こそが生だからだ。空海の「響き」という言葉のおかげで、私はそう思えるようになった。

※第Ⅰ部に収めた、空海に関する三論文は北山修氏が代表者であった日本語臨床研究会の機関紙、Internet Journal of Clinical Linguistics and Semantics for KOKORO に収録したものである。それは短期で廃刊され限られた人にしか読まれなかった。そこで、ここに改めて発表した。

第Ⅱ部　「寂び」の心理学

……芭蕉の世界……

第1章　「寂しさ」の心理学
……「非在」の自己への出立……

1.「寂しさ」の主題化

「寂しさ」は人の基礎的な感情であり、心の臨床で最も頻繁に出会う訴えの一つでもある。しかし、不思議なことに、心の臨床家によって、「寂しさ」が主題化されることは殆どなかった。

日常臨床では、うつ病患者の長い治療経過で、「うつ」気分が後退し「寂しさ」が前景に出る時がある。そのような或る患者が挫折の只中で何かを学び、ふっと呟く。

「寂しいことも悪くはないと思うようになりました」

諦めにも似たその言葉に、もはや、喪失感はない。全身から力みは消え、謙虚でしみじみとした風情が漂う。重積するばかりだった「憂さ」は消え、「寂しさ」を語る表情は明るく軽い。臨床に長年いると目撃する、反復性うつ病の治癒像である。治癒とはいえ、うつ状態の反復は残るのだから、それは薬理学的であるよりも社会医学的な治癒像である。薬物だけでは至り得ない治癒像。そこに一体、何が起きたのだろうか。

「寂しさ」の心理について言葉にしたいと思っていた時に、私は偶然、芭蕉の嵯峨日記と出会った。そこには実に想定外の一句があった。

うき我をさびしがらせよ閑古鳥

閑古鳥はカッコウのことである。カッコウは托卵といって、卵を他種の鳥の巣に産む。いわば、子捨て鳥である。「憂さ」から「寂しさ」への心の変化。「寂しさ」を肯定的に受け止める自己の誕生。芭蕉と反復性うつ病患者が語る「寂しさ」は同型にみえた。そこで私は芭蕉に起きた、この変化を精神病理学視点から考察し臨床の役に立てたいと考えた。

勿論、芭蕉がうつ病か統合失調症かという不毛な診断学的議論をするつもりはない。芭蕉の軌跡に創造的な何かを描き出し、臨床の患者たちとの共通言語を発掘できれば、それだけで心の臨床に供することは多いと考えた。

2．芭蕉による「寂しさ」の主題化

イ．嵯峨日記における「寂しさ」のテーマ

芭蕉が「寂しさ」を明確に主題化したのは嵯峨日記である。そこに前述の句が書かれている。日記には彼が寂しさと向き合うさまが克明に描かれて、興味深い。先ずは、それを紹介しよう。

四月二十二日、朝の間、雨が降る。芭蕉は訪れる人もなく、寂しきままにむだ書きしてあそぶ。まずは荘子の文を写し書きする。

「喪に居る者は悲をあるじとし、酒を飲ものは樂をあるじとす」

次いで、山家集の西行の歌を書き写す。

とふ人も思ひ絶えたる山里の　さびしさなくば住み憂からまし

そして芭蕉は「寂しさをあるじなるべし」と書き付ける。

更に、芭蕉は「一人住まいほど面白いものはない」と言い切り、長嘯隠士の「客は半日の閑を得れば、あるじは半日の閑をうしなふ」という一文を書き付ける。

最後に前述の芭蕉の句、「うき我を……」を書いて締めくくる。この俳句では「憂さ」から「寂しさ」への変化が肯定的に語られている。

さて、このように芭蕉は、「憂さ」から「寂しさ」への変化を好んだ。「寂しさ」の心理は時に人を死に追いやる。それを享受するという心理、そのシタタカさは容易に了解できるものではない。そして、多分、芭蕉の「寂び」、つまり、風雅の謎もここにある。

憂さ ……▶ 寂しさ

この変化を充分、理解するために、そこに隠された未知の要因を、彼の「生」のストーリーのなかに探ることにした。なお、この試みはメンタルヘルスにおける他者理解の基本的方法を病跡学へ適用する試みでもある。

ロ．芭蕉における「寂しさ」のストーリー

嵯峨日記は彼の人生のどの段階に書かれたのか。

一六八九年（四十六歳）、芭蕉は奥の細道の旅を終える。その後、一度、故郷に帰り、翌年の四ヶ月間、滋賀県大津の幻住庵で落ち着いた時を過ごす。この時期が彼の創作の最盛期である。

幻住庵記では「五十年やや近き身は、蓑虫の蓑を失ひ、蝸牛家を離れて……」と終生漂泊の身を記録し、『奥の細道』の完成を予感させる。この時期に、愛弟子・杜国が亡くなり、その鎮魂のために『笈の小文』を書きはじめた。

次いで、四月十八日から五月四日まで、京都・嵯峨にある去来の別荘「落柿舎」に一人、過ごす。嵯峨日記はその時に書かれた。

その二年後、江戸に戻った芭蕉は来客謝絶の生活をする。しかし、すぐに自ら門戸を開く。こうして「軽み」といわれる、開かれて力みのない境地に至る。その翌年、「奥の細道」を書き上げ、最後の「死ぬための旅」に出て、大阪で五十一歳で他界する。

「軽み」は芭蕉文学の極意ともいうべき言葉であるが、その内容を言葉にできる者はいない。晩年、四十九歳で「閉関之説」を書いた。俳句は何の役にも立たず害にもならないから、利害を離れ人に迷惑をかけない。「老の楽」として「しずか」に暮らすのが良いと記した。そのような力みのない心境が「軽み」といわれる。ただし、それはわずかに死の前年の心境であった。

ここに二つの謎がある。

第一には、「憂さ」から「寂しさ」に変化する段階で芭蕉に何があったか。

第二には、「寂しさ」から「軽み」に至る過程で何があったかである。

この謎を加味して、「寂しさ」をめぐる彼の「生」のストーリーを次のように定式化しよう。

憂さ ↓ ？ ↓ 寂しさ ↓ ？ ↓ 軽み

それにしても、いくら寿命が短い時代とはいえ、芭蕉は、まだまだ若い。「軽み」といい、「寂しさ」といっても、身体には熱い血が流れ、簡単に心が静寂の中にいたはずもない。

塚も動け我が泣く声は秋の風

奥の細道の旅も終わりに近く、金沢に一笑を訪ね、その死を聞かされた時の一句は正に慟哭そのものである。彼の内にある痛みは生々しく切ない。芭蕉はそれを隠すことすらしない。彼の自我は本来の役割、見掛けを取り繕うこと、つまり、防衛機制すら放棄したようにみえる。あるがままに、生身の感情を十七文字に託す。晩年の芭蕉には赤子のような生身の痛みがあった。手放しの涙があった。更に、いかなる痛みをも運命として甘んじるシタタカさがあった。それが芭蕉に「寂しさ」を耐えさせ、「軽み」へと至らせたのであろう。土居健郎ならば、それを「うぶな甘え」というであろう。芭蕉のような自我像を私は他に知らない。この小論では、その秘密に近づきたいのである。

八．「寂しさ」から「しずかさ」へ

『奥の細道』の本を完成させたとき、つまり、嵯峨日記の時期と一致して、芭蕉が「寂しさ」から「しずかさ」へと至ったとする有名な資料がある。それは誰もが知っている『奥の細道』の一句においてである。

しずかさや岩にしみ入る蟬の声

この句を知らないものはいない。ここで芭蕉は「寂しさ」を「しずかさ」という言葉に置き換えた。つまり、同行した曾良の旅先の書き付けでは、この句の原型は「山寺や石にしみつく蟬の声」であった。ここから芭蕉の推敲は展開する。「淋しさの岩にしみ込むせみの声」。「さびしさや岩にしみ込む蟬のこえ」。

そして遂に、「さびしさや」が「しずかさや」に変化し芭蕉の心は定まった。

憂さ　→　？　→　寂しさ　→　？　→　（しずかさ）→　軽み

ここでカッコに包まれた部分は、それまで隠れていた要因である。つまり、「寂しさ」が「しずかさ」となった。如何にして彼の心は「しずかさ」をとり戻したのか。「寂しさ」に何か遊び、つまり、風雅が加わって、芭蕉の「軽み」の境地が生まれた。そこには寂しさを面白いといって楽しむシタタカな芭蕉がいた。「寂しさ」は生々しい痛みを伴う。時に、人を死に導く。しかし、その寂しさを己の痛みへの最善の治療薬として用いるシタタカさ。そこに「しずかさ」が生まれた。後に触れるが、この遊びの要素こそが彼の「狂句」であった。

このように書けば、当然のことながら、この変化を起こした芭蕉の「生」のストーリーとは何であったかを知りたくなる。

3．芭蕉の生活史における「寂しさ」のストーリー

イ．通俗俳諧師・松尾桃青

一六四四年、芭蕉は三重県の伊賀国上野の松尾家の二男として生まれた。兄一人、姉一人、妹三人の六人兄弟である。幼名を金作、長じて忠右衛門となる。十歳にして武家、藤堂新七郎良清の嫡子良忠の小姓となる。二歳年上の良忠とは、余程、気が合ったらしく、共に貞門派俳諧の祖、松永貞徳に俳句の指導を受けた。なお、伊賀上野は今でも城下町の風情を残す端正な町である。芭蕉の句の端正な佇まいは、この故郷時代の財産であろう。

幸せは長くは続かない。芭蕉十三歳で父が他界、二十三歳時、良忠は病死する。そして二十九歳、芭蕉は藤堂家を辞して江戸にくだる。談林派の西山宗因を迎えた句会で初めて桃青の俳号を用いた。通俗俳人・松尾桃青の誕生である。三十二歳、他の俳人のように江戸俳壇の中心地、日本橋に居を定め俳諧師としての地位を築く。

同年、彼は甥っ子、桃印を養子にし、更に、長男二郎兵衛と娘二人を授かる。既に、松尾家の子であり、父であり、夫であり、俳諧師であった。そして神田上水の水道工事の手配師のような仕事で生計を補ってもいた。多くの義理、役割は彼の肩の上にあり、彼の人生は定まったかにみえた。ところが、彼はそのすべてを自ら否定するような行動へと、突然、向かうのである。突然の芭蕉庵への入庵である。

なお、芭蕉は当時の俳諧の中心にいた二人、貞徳と宗因に飽き足らず蕉風派といわれる独自の世界を作り上げたといわれる。この時点で、芭蕉は既にこれら先達に出会っていた。彼の文には素朴に先達に敬意を表する箇所こそあれ、批判的であった箇所は見当たらない。本当の創造とは批判とは無縁なものなのだろう。入庵の背後にある事実は、そう簡単ではなさそうだ。

ロ．出立、つまり、芭蕉庵桃青の誕生

時に、人生には自ら言葉にできない急激な転換点がある。それが生活史の中で非連続に出現する

とき、それは「出立」と呼ばれる。このような意味で、芭蕉庵への入庵を「出立」と呼ぶことにする。芭蕉の場合、入庵は、まことに唐突な役割放棄、肩書き放棄、義理の放棄によって特徴付けられた。

三十七歳、突然、すべてを投げ捨てたかのごとく、江戸深川の芭蕉庵に一人住まいを始めた。一般には芭蕉は出家したといわれるが仏門に入ったわけではない。彼は当時、仏頂和尚から禅を学んでいたから、仏門に入ることは可能であったろう。

横縦の五尺にたらぬ草の庵　むすぶもくやし雨なかりせば　仏頂

芭蕉は奥の細道の旅で、わざわざ和尚が山籠もりした黒羽の庵を訪問し、和尚の和歌を引用すらしている。そのような仲である。芭蕉の「寂び」も和尚の影響が大であった。西行が仏門に入っても歌人であったように、或いは、山頭火や放哉のように仏門と俳諧は矛盾しない。しかし、彼は僧にはならなかった。この意味では彼の俳句を単純に禅に結び付けることはできない。芭蕉が行ったことは、ただ、松尾家の氏を捨てて一人で暮らすことであった。そのことによって自分が生まれ育った伊賀上野の松尾家と日本橋の松尾家という肩書きを捨てた。

要するに、彼は何になりたかったのだろうか。

彼の草庵には門下生が芭蕉を植えた。こうして彼の俳号は芭蕉となった。

つまり、彼は松尾姓を捨てて、芭蕉の姓を得た。ここに芭蕉庵桃青が誕生した。つまり、松尾姓と芭蕉姓は彼の深川への入庵によって、明確に時間的に区切られる。「松尾芭蕉」を名乗った人物は実在しなかったとされる。

それにもかかわらず、松尾芭蕉という幻想的な名前が流布したのは、ただ、芭蕉を世俗を超克した放浪の天才俳人として神格化した後世の人たちの願望充足であったという。たしかに、俳聖という幻想にとらわれると、芭蕉の葉のように傷つきやすい彼は見えない。そして、彼の本当の大きさも見えない。聖人ではなくて矛盾に充ちた生身の人間ゆえの大きさが見えない。

八.「寂しさ」と肉親の情

「寂しさ」は出立によって主題化された。

芭蕉は俳諧を追及して肉親をも捨てたのか。芭蕉にとって、俳諧がそれだけの価値があったのか。答えは謎である。この問に、芭蕉も答えることはできなかったろう。むしろ、つねに自分にそのことを問うていたのであろう。

一見したところ、芭蕉と肉親との間では、義理と体裁は断たれた。しかし、肉親への情はこの出立によって消失しなかった。まずは、妻の大病があった。そして、芭蕉の出立と同時に、妻は「寿貞」という戒名で在家のままで出家した。芭蕉自身が仏門に入らないのに妻が何故、出家をしたのか。その女性が妻か否かの議論すらあるが、ここでは深入りしない。

それにしても、この鋭敏な呼応関係は何か。

少なくとも、その後も芭蕉と家族との絆は切れることはなかった。そして芭蕉の手紙は常に家族への気遣いに充ちていた。長期出張中の寂しいオヤジが家族に宛てるような気遣いであった。そして門人たちは、つねに彼と家族を支えた。托卵をする閑古鳥の「寂しさ」は芭蕉の姿と似ていた。肉親の情は断ち切れない。むしろ、芭蕉は一人、芭蕉庵で「寂しさ」に途方に暮れていた。

晩年、芭蕉五十歳のとき養子・桃印が他界した。翌年、彼は大阪へ最後の「死の旅路」に出た。しかも、この時に限り、芭蕉の同行者は弟子ではなくて長男二郎兵衛であった。そして妻の寿貞は他の子たちと芭蕉庵に移り住んだ。芭蕉の旅の途中で寿貞が没すると長男のみが江戸に引返した。そして彼が大阪に戻るのを待って芭蕉は他界した。彼の紀行文の裏の目的地はつねに伊賀上野の父母の墓でもあった。

まるで人情ものの芝居のように感応しあう親密な肉親の絆が最期まで芭蕉にはあった。芭蕉には家族への恋慕と思われる痛切な句がいくつもある。

ちちははのしきりにこひし雉の声

人並み以上に生身の情と痛みに敏感な心が義理から自由になった。風雅を求めることに何の意味があるのか、そのように問い続けたにちがいない。一体、彼は何ものであろうとしたのか。結局、彼は運命に導かれるように、人間探求の雄大な旅へと出立したのだった。

これを要約すれば次のようになる。

憂さ → （出立） → 寂しさ → ? → しずかさ → 軽み

二．「寂しさ」の主題化

芭蕉は、ただ、草庵暮らしに憧れたのであろう。そして、芭蕉庵で風雅の心を極めるはずであった。しかし、計算どおりに現実が運んではつまらない。それでは彼の創造は生まれない。実際には、芭蕉庵での生活は「寂しい」ものであった。出家もせずに肉親の情をそのままに、一人、草庵暮らしを始めれば当然のことであったろう。

芭蕉が書き残した興味深い小文がある。

はじめこそ芭蕉は芭蕉庵を杜甫の草庵に見立てて、その風雅に悦に入っていたようである。しかし、ほどなく「その侘びをはかりて、その楽しみをしらず」と記すことになった。「いくら芭蕉庵で杜甫の侘び生活を真似ても、侘びを楽しむ心を自分は知らない」、と芭蕉は告白するのだった。自ら求めた「寂しさ」であるにもかかわらず、それに耐えられない自分の未熟さが見えた。世捨て人にすらなりきれない自己。この正直さが如何にも芭蕉らしい。

これ以来、「寂しさ」は芭蕉の生涯のテーマとなった。

世俗の義理の中で蓄積する「憂さ」とともに生きるか、一人になって「寂しさ」の中に生きるか。「憂さ」と「寂しさ」。この二項対立を如何に生きるか。解決できない大きな矛盾を抱えた生身の人間・芭蕉。彼の入庵は、「生」の連続と非連続があざなう構造化された謎であった。それは平凡な生身の人間の「生」の謎であった。

しかし、ここからの彼の足跡は決して平凡ではなかった。

芭蕉庵で一人、寂しさで悶々とする芭蕉。しかし、芭蕉は嵯峨日記で「寂しさ」を主題化し、「寂しさ」を楽しむとまで言うようになる。この変化には、芭蕉の「死ぬための旅」があった。芭蕉と旅。いよいよ本題に入る。

ホ．死への旅立

芭蕉の本格的な紀行文は、一六八四年、四十一歳のときに始まる。まずは、前年、伊賀上野で母が他界したために父母の墓参りの旅に出る。その記録が『野ざらし紀行』である。

その冒頭は、

野ざらしを心に風のしむ身かな

野ざらしとは行き倒れの骸骨のことである。つまり、この旅の目的は単純。旅に死すことであった。「寂しさ」ゆえに人は死ぬ。しかし、死は個人が願望するような形では訪れない。奈良、京都をめぐり大垣の木因亭に着いた。残念ながら彼は生残った。長い行脚によって、むしろ、皮肉にも健康が回復したのかと推測する。

死にもせぬ旅寝の果よ秋の暮

死にもせずに途方にくれた芭蕉。しかし、木因との小旅行によって状況は変化する。名古屋に至ったとき芭蕉の句は開き直ったかのごとく、自分を笑うパロディのように豹変した。もはや、悲壮感はなく、遊び、風狂が始まっていた。

狂句木枯らしの身は竹斎に似たる哉

竹斎とは当時はやりの読み物の主人公で狂歌師のことである。その主人公のように、何の役にも立たない「狂句」を作ることしかできない役立たずの自分。自分は「木枯らし」だ、という諧謔である。風狂から「軽み」への道はちかい。義理に生きる地方の名士たちは、彼のこの姿に果たせぬ自己の夢を重ね、芭蕉を大いに支えたであろう。夢とは世俗の「憂さ」と義理からの解放だったのだろうか。まことに粋な時代であった。

旅の中で、「寂しさ」は「しずかさ」に代わる。そこに風狂が加わる。そして「軽み」の境地に至る。「旅」はその変化が起きるための触媒だった。

こうして芭蕉の「寂しさ」のストーリーは完成した。

憂さ → 出立 → 寂しさ →（死への旅立）→（風狂）→ しずかさ → 軽み →（死）

一六八七年、江戸から父母の墓参で伊賀へ帰省した。翌年には高野山、吉野・西行庵から須磨・明石を訪れた。その記録が『笈の小文』である。その序も又、旅への憧憬から始まる。

旅人と我名よばれん初しぐれ

江戸への帰路は、中山道をへて「姥捨て山の月」を見ることにした。その記録が『更科紀行』であった。姥捨て山で親子の情の残酷さと「寂しさ」を直視するだけではない。むしろ、そこにこそ月の風雅を、つまり、「寂び」をみた。

そして、遂に、一六八九年三月二十七日、奥の細道へ旅立つ。今、巷では、「芭蕉出立」とはこの日を指す言葉として定着している。

へ．芭蕉文学の完成

奥の細道の旅から帰り、京に移って、嵯峨日記の、あの「うき我」の句が作られた。芭蕉庵に入って、実に、十一年の歳月がすぎて、漸く芭蕉は「寂しさ」のテーマに決着をつけた。彼は「寂しさをあるじなるべし」と書き付け、「今や自分は寂しさを楽しんでいる」と満足気に記録したのだった。

直ちに、彼は江戸にもどり一六九四年四月に『奥の細道』を書き上げた。

「月日は百代の過客にして、行きかふ年も亦旅人なり」

かさねて、旅への憧憬。

芭蕉の流麗な旅文学はここに完成する。それはすぐれた紀行文であり、現代にも通用する観光案内書であり、かつ、古来の歌枕の解説書でもあった。さらに、旅で芭蕉の「生」が完結したという意味では、実は、人生の書でもあった。私はこの小論を書いて改めて芭蕉を好きになった。
五月、芭蕉は長男二郎兵衛を伴って死路の旅にむかう。もはや、家族との絆を避けることもない。上部消化器系の疾患だったのだろうか。それが悪化して実年齢よりも老いて見え、辛うじて籠を利用しての旅であった。神奈川県、八丁畷。誰もが最期の別れであることを知っていた。

麦の穂を便（たより）につかむ別かな

最期の別れ。頼りない麦の穂にすがる他にない人間存在。それを知って見送る弟子たち。その「しずかさ」と「寂しさ」。確かに、「寂しさ」に棲めば「憂さ」はない。そして、大阪で死の床にあってまでも彼の心は「寂しさ」の旅にいた。

旅に病んで夢は枯野をかけ廻る

彼の夢は今も人を枯野へ、そして、旅へと誘う。人は所詮、「寂しさ」を道連れとした「憂き世」の旅人なのだと…。それが人なのだと…。

4. 考察

イ. 行脚ならざる行脚

芭蕉の旅は命の旅であり、死への旅であった。しかし、それを言葉にしようとすると、行脚、托鉢、修行、遊歴、どの言葉でもうまく当てはまらない。句作のために吟行の旅に出たというのとも違う。空海の四国巡礼、西行の行脚、托鉢僧としての山頭火、弥次喜多の珍道中。どれとも違う。

ただ、他の誰よりも、旅が棲家であり、旅が死に場所であった。

旅では、芭蕉は常に気心の知れた弟子を同行させた。『野ざらし紀行』では「ちり」が、『笈の小文』では杜国（万菊丸）が、『更級紀行』では越人が、『奥の細道』では曾良がいた。しかも、笠に同行二人と書き付けていたというから不思議である。一人で歩いてこそ同行二人なのだが……。一人で歩けないほどに「寂しかった」のか。それも風狂であったたか。そして地方には見送りや出迎えが随所にいて、危険なところには必ず屈強な若者が付き添う。行く先々で地方の名士の接待を受け句座を開く。芭蕉はほとんど一人では歩いてはいないのであろう。これは何を意味するのか。

笠にとんぼをとまらせてあるく　山頭火

如何にも山頭火は歩きが好きであった。歩きそのものによって彼は癒された。歩きは自然との融合であった。一方、歩きの讃歌を芭蕉に見付けようとすると意外にも見当たらない。彼は確かに流浪の人である。しかし、旅を脚で享受する人ではなかった。彼は険しい道では馬に乗っていたから、今ならば車で旅することも、飛行機を使うことも拒むまい。彼の足が忍者のように強いと驚く人がいるが、現代人の脚が弱いだけである。単なる行脚ではない。生きようにも「寂しさ」以外に居る場所がない。むしろ、旅でしか生きられない。死への旅でしか……。

ここに再び究極の謎が浮かび上がる。そのような彼は一体、何ものであったのか。

ロ．「非在」者

出立によって芭蕉は一体、何になろうとしたのか。すべての義理を放棄してまで、彼自身は何になりたかったのか。入庵しなくとも彼は通俗俳諧師としてやっていけたではないか。

入庵以降の彼の自己記述には大きな特徴がある。

芭蕉が自分を何々で「アル」と表現することはない。むしろ、「僧にあらず、俗にあらず」、子にあらず、親にあらずでもある。それでも、流石に、根っからの俳人であったろうと思うと、話はそう単純ではない。支考の記録では、臨終で芭蕉は「ただ生前の俳諧を忘れむとのみ思ふ」と語ったとされる。俳人にもあらずである。彼は「乞食の翁」という。しかし、実際に乞食でもなかった。では、何ものか。

ここからは私の固有の理解である。

芭蕉は非在者だった。

「……アラズ」という自己規定。「アラズ」の者。

このような在り方をここでは「非在」と呼ぶことにする。芭蕉は生涯、西行を敬愛した。彼の俳句の多くは西行の和歌の本歌取りであった。しかし、西行は華やかな青春時代を捨てて、いさぎよく出家した僧であった。出家という行為に懐疑を示すことはあっても、非在を強く印象付けることはなかった。西行は実に長い「侘び」生活を享受した。芭蕉はそうもなれなかった。ただ、何ものでもなかった。流れること。旅しかなかった。彼が何処まで非在を意識したか分からない。しかし、彼の無意識は彼が何ものかになること、留まることを拒絶したに違いない。出家者という名の社会適応すら拒否したのではないだろうか。

「百の骨と九つの穴の中に物がある。それが自分であって、それを名付けて、風に吹かれて破れる薄物、風羅坊という」(『笈の小文』筆者訳)

木枯らしの身。中空で何もない存在。風羅坊という彼の俳号。それは生涯、何ものでもありえなかった彼を、彼自身が適切に自己認識していたという証であった。非在という自己規定。そのようにしか生きられない人間の姿。中空を唯一、満たすことが出来るのは「寂しさ」であった。芭蕉が「憂さ」から脱出する過程を、「非在への出立」と呼ぶならば、彼の「生」のストーリーは次のように定式化できる。

憂さ→非在への出立→寂しさ→死への旅立→風狂→しずかさ→軽み→死

八．非在の自己の時代

非在の自己とは何ものなのだろうか。

非在が見えるということは、人が自己の内界を見つめ始めたということである。そこに「何ものでもありえない自己」、カオスとしての自己、つまり、自然的自己を発見する。そして、世俗的自己の弱小を知る。

中世ならば自然的自己の発見は自然と一体の至福を意味したであろう。四国遍路の悠久の至福感である。しかし、歩き遍路を終えた現代人は至福の旅から日常に戻るとき、言葉にしがたい激しい「寂しさ」を感じる。至福と「寂しさ」、永劫と無常が表裏一体で一つと気付く。芭蕉は入庵によって「寂しさ」を見た。江戸時代という近世、中央集権の絶対権力が出現した。個人は役割として管理された。無用のものは不要のものとなった。死以外には社会から脱出する術はない。ここに「寂しさ」を特徴とする無用の非在者が登場した。和歌の優雅は俳句の風雅へと代わった。

ニーチェの神の殺害以来、確かなものを欠くことのみが確か、という倒錯した状況、つまり、現代が始まった。不確かな自己から思考を開始するのが現代的自己の負い目となった。そして、人は何ものにもなりえない存在、傷つきやすい怪物となった。自己を風羅坊だと呼んだ芭蕉、パスカルの「考える葦」、サルトルの「無」。皆、確かなものを持たない存在者であった。

確かな自己像がなく、自他の区別すらおぼろげな自己像は一見、統合失調症を連想させる。しかし、芭蕉には不確実性への確実な洞察があった。そのような人間・芭蕉の基底感情こそが「寂しさ」であった。うつ病の治癒には「出立」が必要である、というが如くであった。

そして、改めて、非在者とは何ものであるか。

芭蕉は遥か前から近代的自己の目覚めと挫折を予感したのかも知れない。しかし、東洋に目を向ければ、非在そのものは古来からあった。芭蕉が多くの影響を受けたのは漢詩であった。

無一物中無尽蔵
花有り月有り楼台有り

宋の詩人、蘇東坡の詩。自己が無一物、つまり、何ものでもない存在は、無限の自然の中に棲むことができるという意味であろうか。人は非在において「何もの」とも一つになれる。蟬の声、木枯らし、姥捨て山の月、破れた芭蕉の葉、それは芭蕉自身であった。そのような人間は非在としてしか存在できない時代が来た。芭蕉はその予告だった。

それでは近世における非在者とは何であったか。中世の隠者が管理社会に生きた姿ではなかったか。何ものも持たないという智慧。その智慧を求めて世俗から人が訪れる。西行は、そのような究極的智者であった。しかし、中央統制の時代、隠者は流浪の旅でしか存在しえなくなった。はたして、この現代に、隠者は何処にいるのだろうか。

このような多くの幻想を呼び起こし楽しませてくれるのが芭蕉である。

二．非在と甘えの共存

芭蕉がこれだけ否定形の自己表現、非在を連ねても爽やかに聞こえるのは何故か。そこには非在だけでは説明できない何かがある。

世俗の打算に染まらぬ無垢な自己、傷つきやすい赤子のような自己。その痛みをもって芭蕉は世俗を捨てた。何ものかを求めなければ喪失はないし、「寂しさ」もない。人を求め、傷つき、あるがままの「寂しさ」にとどまる。非在という強い否定の陰に、何ものとも一体化してやまない強い対象希求があった。「寂しさ」を意識し主題化できたのは、開かれた対象希求があったからだろう。土居健郎ならば、それを「うぶな甘え」と呼ぶだろう。こうして彼自身は、子供のように自然の何ものとも一体化した。

現代人は「寂しさ」に対して、確かな自我、自立した自己で武装した。こうして自我の時代、自閉の時代が来た。芭蕉が稀有なのは、非在でありながら万物に対して自己を閉ざさなかった点にある。「寂しさ」の感情は彼が万物に開かれている証だった。非在の目から人間を見ることは新鮮である。

非在において「寂しさ」は人間存在の基底気分である。しかし、「寂しさ」は時に破壊的である。しかし、彼は、その「寂しさ」を直視し、それを「寂び」として、「風雅」として楽んだ。そこに不可能の世界、つまり、究極の癒しの世界が開けた。それは生が死への旅路であることを身近に実感した者だけが享受する世界だった。晩年のフロイトは、人は、ただ、「死の欲動」に従って、ひたすら死に向かって生きるのみ、と言い切った。芭蕉の「死への旅」はそれとも似ている。人の智慧とは、意外にも定型的なものかも知れない……。

ホ．反復性うつ病の治癒機制をめぐって

ここで、うつ病における「寂しさ」の心理について若干の考察を加える。

うつ病の反復に対する抵抗を止め、反復を笑って受け止める。「寂しさ」を不可避なものとして受容するシタタカさ。あるがままの自然体。その「しずかさ」。既に、こだわりのない新しい生き方が始まっている。こうして、「寂しさ」を自然に語るようになると、うつ病からの脱出は近い。私にはその姿と、芭蕉が「寂しさをあるじとする」と表現した境地とが同じに見えた。ここまで書いて、私はハタと気付いた。私は反復性うつ病の治癒像と晩年の芭蕉に、同じく、現代の隠者を見たのだと……。

うつ病のこのような治癒像、つまり、再発を受け入れた治癒像。それは長い年月をかけて生じてくる。そのような治癒像が在り得ることすら知らない臨床家が多くなった。薬効検定のエビデンスは数ヶ月の時間単位でしかなされない。時間的スケールが薬剤の医療経済学的な関心を超えているのだ。つまり、このような長期変化を標的にした薬理学的研究は皆無である。

うつ病の精神病理学では、固有の性格論、つまり、循環気質、秩序好き、執着気質などがある。なお、ここで憂き世の義理に従う自己とは役割に規定された自己、俗世の自己のことである。社会秩序への過剰適応ともいえる、これらの病前性格は非在への前段階を論じているにすぎない。

むしろ、出立という言葉は、笠原嘉によって、統合失調症に用いられたと記憶する。そして芭蕉の旅立も又、「芭蕉出立」と表現される。入庵と旅。しかし、芭蕉の出立は統合失調症の遁走とも何処か似て何処か明らかに異なっている。芭蕉の出立は人生の非連続点ではあるが、非在と死への出立という点では意識的であり一貫性がある。しかも、そのような出立が実際の死に至らないシタタカさ。そのような心の形を支えたのが「非在とうぶな甘え」であった。そこに「寂び」と「風雅」があった。この小論では、それを芭蕉の「生」のストーリーの水準で描いてみたのである。読者は共感されたであろうか。

へ．喪失感から「寂しさ」への精神療法

再び臨床的な関心に戻ろう。

「私は出世しか考えない詰まらない人間でした。でも、うつ病になってから、私は変わりました。今は力まないので、いろんなことが良く見えます。うつ病のおかげです」

うつ病は喪失の病とされる。社会への過剰適応、確かな自己への幻想。その確かな「自分」イメージの喪失、対象喪失。失うのは通俗的自己の幻想である。しかし、喪失感においては、まだ、「寂しさ」は余りに痛々しく自覚されがたい。むしろ、自覚されるのは、不当な社会への「憤り」であり、ふがいない自己への「非難」であった。この時、「寂しさ」は時に破壊的であって希死念慮に変化する。

うつ病を反復した後、「寂しさ」が自覚され言語化されると、うつ病も回復期に入る。芭蕉は「寂しさ」を道連れに死への旅立に出た。そして、死に損なうことによって、傷つきやすい赤子の

ように生き続けた。彼が手に入れた対象は「旅」、つまり、万物だった。

人生のある時期に人は自己の最も大切なものを失う。至福から「寂しさ」へ、永劫から無常へ。そのとき、生の営みがもつ意味は突如として変化する。身近な人への情も、日常的な「憂さ」も喪失感も、今までとは異なった色彩で圧倒的な力で迫ってくる。芭蕉にとっても出立は、妻の死、父母の死と無関係ではなかった。自己が死への存在であることを否応なく自覚したとき、喪失感が「寂しさ」に変化する。そこに非在の自己が形成される。結局、芭蕉は与えられた「死」まで懸命に生きただけだった。ただ、「寂しさ」を友として……。

でも、死を前にして悟れる者はいない。分かった気になった解釈は無力なばかりか治療を加害的なものにする。そのような治療者の姿は、病前の患者と同じく余りに通俗的なのである。

特に、若い臨床家の方は、多くの患者たちが、「寂しさ」と「死」の淵瀬に棲んでいることを、それでも心の奥で強く対象を求めていることを、忘れなければよい。つまり、彼らが非在へと歩み出すことを、深い関心を持って聞いていればよい。余計な解釈などせずに、芭蕉に同行した弟子のように、共に「寂しさ」を生きればよい。「二人ぼっち」の「寂しさ」から逃げ出さなければよい。「寂しさ」に対抗して軽々に闘わない。彼らが親しみをおぼえるような、「うぶな」治療者として、人としての初心を保つ。そうすれば未熟で若く初心の治療者こそが、忘れていた自己イメージであったと患者は気付くだろう。

この点が通じれば、この小論の臨床的意義はあったと思う。

5. おわりに

重度の反復性うつ病からの回復という難解なテーマを論ずるのに、芭蕉の智慧を借りた。あまりに唐突な組み合わせに驚かれた方も多いだろう。「寂しさ」は人を衝動的な死に導く。「人は甘えるものであるが、甘えは満たされることはない」と語る土居健郎においても「寂しさ」と「うぶな甘え」のテーマは中心にあった。私は芭蕉や反復性うつ病の患者たちから、「寂しさ」について多くを学んだ。それは取りも直さず、私自身が「死への旅立」を身近に感じ始めたからかもしれない。

最後に書き加えれば、うつ病の患者たちが深く関心を持つのは禅、遍路、俳句などであることが多い。そこで、私は彼らと共有するキーワードを芭蕉から得ようとした。ここでの言葉の一つでも読者の臨床にヒントとなれば光栄である。

（追記）

私はこの小論を二つのグループの人たちに向けて書いた。一つは、当然、心の臨床家たちである。もう一つは、俳人・黒田杏子師、および、その仲間たちである。共に尖鋭な集団なので、見ていただくだけで思わぬボロが出はしまいかと怖い。初心者として、皆様への恩返しを込めて一歩ずつ立ち止まって調べながら書いた。浅学ゆえに行き届かぬ点も多々あると思う。しかし、これが今の私の限界なので、平にご容赦ねがいたい。

参考文献

（一）目崎徳衛：西行．吉川弘文館　二〇〇八年
（二）中村俊定校注：芭蕉紀行文集．岩波書店　二〇〇二年
（三）志田義秀、志田延義編：校注　奥の細道．武蔵野書院　一九五一年
（四）高橋庄次：芭蕉庵桃青の生涯．春秋社　一九九三年

第2章 「言葉」が生まれるとき
アビゲール・フリードマン『私の俳句修行（岩波書店）』を読んで

1．私のための俳句入門書

ある日、私の家に俳人黒田杏子先生から電話が入った。「この本について、あなたに書評を書いてほしい」という御指名であった。はじめは何故か分からなかった。しかし、すぐに謎はとけた。この本の著者と私は似ているのだと思った。

読後感は、第一に、おもしろく、気楽に読めるエッセイである。それで、この本の価値は十分にあるが、しかし、それでは済まない凄みをそなえた本であった。第二には、比較文化論的な大変な野心作だ、と私はおもった。第三に、ここに俳句論への新たな切り口を、私は読みとった。この点を中心に紹介しようとおもう。

これは、Abigail Friedman: The Haiku Apprentice–Memories of Writing Poetry in Japan. Stone Bridge Press（2006）の翻訳である。翻訳者・中野利子氏は「私のための俳句入門書」として翻訳したという。ながく句作をしている日本人が、アメリカ人が書いた俳句の本を「私のため」というのは奇異におもう。しかし、まさに、その点が本書の魅力であった。

著者は黒田杏子先生から「アビゲール　不二（フジ）」の俳号を与えられた、藍生誌の愛読者の一人である。アメリカのハーバード大学で科学史を専攻してのち法律家となり、一九八六年に来日した。サムライ映画を見て日本に憧れていた英語教師の夫とともに広島に住んだという。フジは一九八八年にアメリカ国務省に入省する。一回目のアメリカ大使館勤務は一九九二年から一九九五年まで、二回目の日本は二〇〇〇年から二〇〇三年までである。

アメリカ人による日本研究といえば、一九四六年、ベネディクトによる「菊と刀」がある。日本の文化に直接触れることなく、太平洋戦争のアメリカ優位の中で書かれたせいか、どこか遠い高見から日本を語るようなステレオタイプを感じさせた。これに対してフジの本は方法論的にも遙かに洗練されている。

「外交官はエリート層だけではなくて、みずから出かけてゆき、あらゆる立場の人々と会うべき……。俳句グループとはいったいどんなものか自分で確かめたいという気持ちになったのも、この同じ願望かもしれない」

フジは冷静な観察者であり、担うには大きすぎる荷物を負った行為者でもあった。二面性を備えた観察者が、みずからが観察されるシステムのなかに入る。参与観察である。日本語による日常会話によってのみ日本の生活空間に入りうる。フジの技法は、インタビュー調査に類した方法であり、それによって、「俳句」という出来事を捉えようとする。つまり、フジにとって俳句との出会いは、「俳句グループ」と「先生」との出会いであった。そして、みずから、日本の伝統的な師弟関係へ、黒田杏子師との信頼関係へと入り込む。見事であり感動的である。そして、日本的な人間関係に入りながら、みずから、「日本かぶれ」の批判に気づいている冷静な観察者であることをも止めない。フジはむしろ、それを拒むであろうが、この本は文化人類学的なインタビュー調査にみえる。職業とはいえ、人に出会うことは自分が変わることだという姿勢はインタビューの本質を突くものであり、俳句の神髄にせまる姿はさわやかである。

その結果、この本は藍生誌の読者には杏子俳句のすぐれた紹介本となった。たしかに、「私の俳句入門書」であった。

2. 「俳句グループ」との出会い

この本は、都心のホテルでのフジの講演シーンからはじまる。フジはそこで突然に離人症的体験をする。

北東アジアの講演をしている途中、聴衆は話に関心がない、とフジは感じはじめる。その後の交流会でフジは日本語が聞き取れず音のシャワーとしか感じない。その瞬間、もし地震が起きたらという恐怖がフジを襲う。

駐日大使官としてフジは核と拉致にゆれる北朝鮮問題を担当した。ミサイル射程圏内の日本国民、そして北朝鮮国民への共感、日本人の真意が分からないもどかしさ。外交官としてのフジの苦悩、自分の過ちで多くの人が不幸になるという外交官ならではの恐れ。フジの担当はそれ以前にもボスニア・ヘルツェゴビナ紛争、コソボ紛争と困難な地域が多く、よほど激務であったろう。

しかし、不安はそれだけではない。多忙な業務により家事がおろそかになる後ろめたさ。「主婦の役割は君に向いていない」と夫にいわれ、「また今夜も私は家族と過ごせなかった」と後悔する。「息子サムは情緒不安定な大人になるのでは」と不安になる。そして、いつものように「私の自信のなさ」、「いったい私は何をしているのだろう」という無力感へと至る。この根深く捉えがたい無力感が彼女を俳句に導く。そして沼杏句会の仲間と出会い、杏子先生と出会う。その過程が大切に語られる。通常、日本人にとっては見えない「俳句誕生」の秘密を、フジは独自の視点から精密画のように可視化した。

講演会の直後、フジはまず第一の出会いを体験する。沼杏俳句会の旅人木、つまり、大岩孝平氏である。フジははじめて俳句を作る日本人と出会った。彼が「なんの特徴もない中年のビジネスマン」だったことに安心し感動する。それまでフジは、俳句作者とはとうに死んでいるか、人里離れた丘の寺院で禅の修行をしている神秘的な人だと思い込んでいた。

フジは旅人木に、「俳句が趣味か」と問う。彼は、ただ、「ゴルフが私の趣味です。俳句は、やっているのです」と答えた。答は謎であり、この出会いは後に、さらに意外な展開をする。

被爆後の命をつなぐぶどう棚　旅人木

彼は広島の被爆者であった。句は、その時、彼が生き延びるために夢中で棚の葡萄を食べた現実を語ったものだった。こうしてフジ自身も日本では語らなかった秘密を吐露する。尊敬する父は戦時中、原爆製造のマンハッタン計画に関わった核科学者であった。しかし、その後、彼は核拡散防止と原子力の平和利用に尽くした。被爆者と核科学者の娘がなごやかに出会う俳句の不思議。人間の不思議。フジは加害者であった父親と被害者であった被爆者に同じ敬意を示す。この出会いのフジの記録は美しく感動的である。

「旅人木は、自分が生き抜いてきた意味を問いつづけてきた。父もまた同じだったとおもう……。

私は自分の人生を真剣に振り返り、熟考したことがあるだろうか……。北朝鮮の核問題が発生したとき、日本への赴任が決まった。ある俳句グループに入り、ヒロシマの被爆者である旅人木と出会った。私は自分の人生の出来事はみな偶然に、なんの脈絡もなく起こったと考えがちだった……。これまでの人生のとらえ方は、間違っていたのかもしれない。真剣に自分の人生を問わずにきたから気づかなかったけれど、私の人生には何かある意味、すべてつながっている何か、があったのだろうか。もしそれがわかったら、これから種々の出来事に直面しても無力感にさいなまれず、自分の進むべき道を見つけることができるかもしれない」。

人と出会い、生きる意味を問う。運命的な出会いをして、そこに新たな希望を見い出す。そこにおのずと句が生まれる。フジが居なければ、旅人木の句を私はいつまでも理解できなかったであろう。

フジの着眼点は澄んでいる。日本人同士で、これほどに人間関係に切り込む力をもつ者を私は知らない。それが許されない、「甘え」の文化に、私たち日本人は甘えすぎたのかも知れない。デカルト的人間を自称するアメリカ人が日本人よりも日本人らしい繊細さと対人感覚をも発揮する。それゆえに彼女に接する日本人は普段、語ることのない心奥をも正直に語るのだろう。フジにして、はじめて、市井に生まれる俳句誕生の秘密について聞き取れたのだ、と私はおもう。

フジの体験によって、俳句十七音字の底知れぬ力を私は教えられた。

3.「先生」との出会い

フジは旅人木の手引きで杏子先生と出会う。フジの杏子先生についての記述を再編成して示す。それは彼女の主観を通したものであるが，私にはこの本が杏子俳句のすぐれた解説書におもえる。

「そのとき後ろの襖が開き，部屋の中が静まった。ふりむくと，六十代にみえるエキゾチックな女性が入ってきた。……『私たちの俳句の先生』と呼ぶのはこの人に違いないとすぐにわかった」

そのような出会いの後に，フジはただちに杏子先生へ手紙を書き，「特別の補助レッスンをお願いできますでしょうか」と申し出る。それに対して，先生は「私たちはよく似た心の持ち主なのだと思います。同じ星の下に生まれたのかもしれません」と答える。フジが謝礼を気にすると，「お互いに重要なことを学び合えるチャンスなので，謝礼は不要」と先生は答える。これ以降，フジは先生の指導の日には一日休暇をとって準備する。実に見事な出会いだとおもう。ここで，既に，「先生」と「弟子」の関係の一番大切な絆をフジは学んだにちがいない。

原著の題名にあるように著者の関心は apprentice にある。それは中世的な徒弟制度を連想させる言葉である。しかし，著者はそのような関係を陳腐なものとはみない。むしろ，新鮮なものとして受けとめ，この出会いによって，みずから癒されていく。私たちは通常，杏子先生という言葉をつかう。しかし、この「先生」という言葉は英語には訳せない。英語圏では親しい信頼関係にある師は、「モモコ」という表現で親しみを表す。つまり、モモコとは日本に今も残された「先生」の姿であった。それはフジがモモコとの出会いによって、先生のなかに自己を発見していく過程でもあった。それは典型的な日本的師弟関係である。

以下に、フジが書きとめたモモコ語録を紹介する。その一つ一つは先生から私たちは既に聞いたものである。しかし、フジという聞き手を通して文字になると、きわめて新鮮なものとなる。これからは、私はこれに自分のメモを加えていきたいとおもう。

イ．よい俳句とは

「もしまったくの初心者であっても少しも心配はいりません。俳句は誰でもかならずつくれます。今日、いちばん大切なのは、上手な句かどうかを気にしないことです。……あなた自身を映しだす句ができるように励んでください。あなた自身を表現する句が生まれたら、それが「よい俳句」なのです。

私の役割は句の良し悪しを判断するのではなく、あなた方それぞれが、自分自身にとって真実な句をつくる手助けをすることなのです。

私たちひとりひとりにはみな魂があります。だから、誰でも句をつくれます。句座ではどの魂も平等で、俳句のグループはそのすべてを迎え入れます」

フジはモモコの言葉を受けておもう。

「私は暖かく大きな胸に抱かれたように感じた。クロダ・モモコは美とはなにかなどとは語らずに、自分自身にとって美しいものを見つけるように私たちに求めた。これは今まで学校や仕事で私たちがいろいろ学んできたどのやり方とも異なっている。私の負けず嫌いの性質を発揮する余地はなく、求められ、期待されているのは私自身に真実であることだ」

ロ．俳句の三要素

「俳句は三つの要素から成り立っています。季語、十七音、それに切れ字です」

ハ．季語

「季語の本当の力がわかりますか？　季語は俳句作者だけのものではないし、芭蕉や一茶や去来のものでもない。私たち生活者全員のものです。季語は私たちの民族的宝、日本語の中の宝石です。歴史の波によって磨かれ、輝きを増してゆく。ある季語は江戸時代から使われています。そういう宝石をつまみ上げ、自分の句の中に生かすと、時代を超えた豊かなものが表現できます。私たち民族が共有している、美意識、です。季語は日本人の生活感覚のエッセンスをとらえているのです」

さまざまの事おもひ出す桜かな　芭蕉

「日本人は子供のときから大人と一緒にお花見に加わります。……年を重ねると、その樹木との間にきずながができるのです。……私たち日本人は毎年、花を賞でながら、かつて共に生き、愛した人たちを偲ぶのです」

みな過ぎて鈴の奥より花の声　杏子

「……これらすべての人たちの言葉は私のなかで、桜の花の声のように響き合います。あるいは、寺や神社で仏や神に祈るために振り鳴らす鈴の音のように」

二. 十七音

「十七音、五七五の形、これは俳句に不可欠な要素ですが、もともと、この五七五という形は、日本語の自然なリズムなのです。世界のすべての詩と同じく、俳句ももちろんリズム感を大切にします。五七五という形式は、日本語ではごくふつうに使われるので、日本人みんなに馴染み深く、耳にも心地よいリズムなのです」

「それぞれの言語の自然なリズムを追求すること、そこから句をつくることですね」

ホ．切れ字

「切れ字はわかりやすいです。具体的な意味は何ももたず、音で強調とリズムの変化をもたらすことができます。いちばん一般的なのは「けり」、「かな」、「や」、まだまだ他にもたくさんあります」

ヘ．添削とは

フジははじめての俳句をモモコに差し出す。

秋の風皇居の濠の鴨の足　フジ

「この句について話して下さい。どこでいつこの句を思いつきましたか？　そのとき何を感じていましたか？」

鴨来る皇居の濠にわれもまた　フジ

「私が直しても、もちろんあなたの作品です。私のしたことを添削といいます。いわば詩的な編集です」

ト．俳句とは

「俳句をあなたの感性を注ぎ込む器だと思ってください」

「ただ観察できた自然について書くだけでなく、自分も自然の一部なのだという感覚でこの世界をとらえるのも、また、俳句です」

「俳句はその人の魂のかけらであり、どの人の魂もおなじ尊厳をもって扱われなくてはなりません」

４．「るつぼ」

「俳句グループ」が欧米人にいかに神秘的にみえるかは想像を超えている。フジは俳句グループに初めて接したときに、日本人には想像もつかない「勘ぐり」と恐怖心を体験した、と正直に記録している。

「そもそも何であれ、グループに属するのを好まない。もしこれがカルト集団だったらどうしよう？」皇室の別荘地に集まるのだから「極右愛国集団の温床かもしれない」、「極左グループの集まりの可能性もある」

日本人が聞くと笑い話である。しかし、この記述にはフジなりの根拠がある。フジは、欧米人にある俳句に対する先入見を紹介する。一九四九年、R. H. ブライス著、「俳句　全四巻」は「俳句は禅の見地から理解されるべきである」とした。しかし、実際に、俳句会では誰も禅に特別な関心をもっていないし、「ある俳句がわからなくても、禅の精神が欠けているせいだとは誰もいわなかった」と、フジは安心する。

また、他の欧米の俳句の本では、「ワビとサビは俳句の本質だ」と説明している。これに対してもモモコは説明した。

「ずっと昔の俳諧の世界では、ワビは日本の美の中心だった。でも美の定義は固定的ではなく、基準は変わる」

たしかに、「俳句グループ」の基盤に特定の前提は一切ない。宗教、思想、人種、年齢、性差、職業の区別はない。無一物。日本人には、これは、自明なことである。差別は人が集団に属することで生まれるのに、なぜ、俳句グループにかぎって、人は自由なのか。なぜ、そのことを日本人はあらかじめ知っているのか。フジの指摘は鋭く説得的である。

「俳句についての私の先入観は、少しずつ消えていった。……私が恐れていたような、精神修行のベテランのみによる排他的な集まりではまったくない」、「日本で俳句は、広い範囲の人々が参加し、誰でもが享受できる、人気のある言語の表現芸術なのだった」

「俳句を通して、私は世界をちがった目でみるようになっていた。個の発達をおさえる存在とさかんに言われる『グループ』で、それを学んだ。グループの統制に重きをおくにもかかわらず、何百万もの日本人が、もっとも個人主義的な芸術である俳句をつくっている、それぞれの生活の自然な発露として」

「たぶん、こういう人たちは、私がいま学びかけていることを、すでに身につけているのだろう。つまり、ますます複雑になってゆく世界を生き抜くには、私たちめいめいが自分の魂、個性を育むことが、これまで以上に求められている」

フジはここでモモコの言葉を紹介する。

「藍の発酵をすすめるのには大事なのは、いろいろな顔料を一つのカメに混ぜ入れることです。『藍生』も、たくさんの人々のおびただしい数の俳句を集めることによって、より美しい、より独自な作品を生み出す『るつぼ』になったらいいと願っています。『藍』は命とエネルギーの象徴です」

俳人たちに「なぜ俳句を作るのか」とフジは問う。一身上の危機、宗教の代わり、精神的危機、俳句が私の人生の中心など。つまり、「生」についての答えがかえってきた。個人は完全に独立しており、それぞれが独自の歩みをする。しかし、心はつながっている。遍路仲間と同じである。集団がもつ、この原初的な凝縮力。土居健郎が「甘え」の言葉の奥に見い出したもの。そして、この私は「師・土居」を失ったときに俳句グループに入会した。甘え、遍路、藍生、私にとってバラバラだった三つのキーワードが、今、一つにつながろうとしている。今まで、この関連性を私は自覚しなかった。運命的なものを恐れていた。しかし、いつも、後から明らかになるからこそ運命なのだろう。

5．フジさん、ありがとう

いつの日かフジさんがこの評論を目にすることを想定し、挨拶文を書いて終わろうとおもう。貴重な体験、楽しく読ませていただいた。私はこの本から、俳句について、多くのものを学ばせていただいた。それだからといって、いい俳句が作れるわけでもない。ただ、俳句を作ること自体に意味があると思うようになった。これはフジさんのおかげである。心から感謝する。

　JCOPY 88002-176

最後に、この本について書き加えたいことがある。
あなたの御子息サムは、あなたが俳句をすすめても関心を示さなかった。しかし、菖蒲湯に目を輝かす。「日本のいちばんいいものは何」と問えば、「ラーメン。眼鏡が曇ってゆくのが好き」と答える。それは幼いときの私そのものだった。それが普通の日本の男の子だった。御子息はいつの日か私のような日本的な親父になるかもしれない。母が放っておけば彼は勝手に俳句を作っているだろう。私の場合のように……。そして偶然、師走の街の屋台の隣席で私とラーメンを食べているかもしれない。

ラーメンに眼鏡の曇り師走かな

いつか、フジさんと一緒に俳句を楽しめるといいですね。そのときには、宜しくお願いいたします。

※第Ⅱ部に収めた、芭蕉に関する二論文は、
（一）熊倉伸宏：芭蕉における「憂さ」と「寂しさ」の心理……「非在」の自己への出立……．こころの健康、26巻2号：74―83（二〇一一年）

（二一）無尽蔵：アビゲール・フリードマン『私の俳句修行（岩波書店）』を読んで．藍生、22巻3号：22—29、藍生俳句会（二〇一一年）

JCOPY 88002-176

エピローグ
……「心の形」について……

「心の形」について、心の臨床家として考える。

そのために、この本を書いた。読者にとって、既成のジャンルに入らない不思議な本だと思う。そこで、この本が如何に書かれたかについて、私なりに解説をするのが、読者に対して礼儀というものであろう。

この本の出版を考えたのは、東日本大震災の痛みの中であった。自然の猛威の前で人間は無力だった。誰もが自然の残酷を目撃し、無力感に支配された。しかし、その私たちに再び勇気をくれたのは、他ならぬ、被災者たちの姿であった。絶対的な無力を知った者こそが、生の意味を知る。「肯定」のテーマを本にする勇気を、私は彼らから頂いた。

人間にとって人間は、「不可解な怪物」であった。そして、人間という怪物は、己の思考の及ぶ遥か彼方に存在する。その何処かから、人間についての問いが発せられる。この問いは不可解の上に問われるのである。そして、その答えも又、不可解の上に語られなくてはならない。

心の専門家は生きた言葉の専門家である。生きた言葉を語れなければ、心の臨床家ではない。そこに臨床家の誇りがある。しかし、実際には心の臨床家は心について、ぎこちない言葉、疑似科学の言葉を用いる人種でもある。しかし、私と臨床仲間を、敢えて弁護させていただくならば、臨床家は言葉の豊かな感性を欠く人では決してない。むしろ、心の専門家は、不可能を知って、その上で語れなくてはならない。その役割の重さに気付いたとき、自由な言葉の使用に対して自己規制を強いる他にない。言葉の力を知り、それを恐れる専門家には、自ずと言語的な節制が生じる。それでは、臨床家は生きた言葉を捨て、ぎこちない専門語で心を語るべき存在なのだろか。唯の専門語マシーンとして、自己を素直に認めるべきなのだろうか。

このようにして私は「心の形」について考えることになった。そして、改めて、土居先生の著作を調べた。土居先生も人間が不可解であるという点から考え始めた。この出発点は私と同じであった。しかし、私と違う点があった。人間が不可解という時の先生の言葉は虚無的でもないし、不信に侵されてもいない。不可解、つまり、人間の了解不能性の上に足場を置きながら、人間について彼は肯定的であった。

「不可能の中の肯定」

それを成し遂げる非凡。何故、如何にして、彼には、それが可能だったか。何故、不可能が可能になったか。心の基底的なところで何かが私と異なる。基本的な「心の形」。その水準で私は不可欠な思索を怠っていたのだ。

それ以来、私は土居先生の「心の形」とは、どのようなものかを探究するようになった。

土居の「心の形」は、先ずは、フロイトの精神分析と、ホイヴェルス神父のキリスト教信仰という二つの領域、二種類の言語群から、成り立っていた。その両者は学問と宗教を峻別する必要性から、一度、完全に分離された。

しかし、その両者を結び付ける秘密の抜け穴があった。そこに創造があった。

それは「甘え」という言葉の土居流の語用法であった。特に、彼の「うぶな甘え」という表現は、一方では、当然、赤子が無心に母に依存する心、つまり、精神分析用語としての「甘え」、つまり、依存欲求の原型となった。しかし、その同じ言葉に、彼は、キリスト教徒としてマリア信仰を見た。それは人が神へ帰依する姿であり、ここでは、「甘え」とはミケランジェロの「ピエタ」であった。

土居においては、肯定は「隠れた祈り」として在る。その祈りとは、彼のキリスト教信仰、個別的信仰の背後にあり、それを支えている。そこに原初的な「祈り」がある。誰でもが持っている原初的な肯定がある。この点は既に詳細に書いた（熊倉伸宏：甘えとスピリチュアリティ・新興医学出版社、二〇〇九年)。

フロイトの精神分析には肯定の思潮が欠落していた。多分、人間肯定の時代だったからである。肯定の思潮を再び分析用語に滑り込ませたのは、分離と抜け穴を特徴とした、土居の「心の形」によってであった。こうして、土居の語りには、「不可能の中の肯定」が成立した。

しかし、彼自身にとって、自分の「心の形」を語ることはタブーだった。祈りの世界を語るには、彼は内なるキリスト教信仰に触れねばならなかった。その行為は臨床において宗教と学問を峻別するという、彼の研究原理に違反していた。それはキリスト教信者であった彼の当然の節度であった。つまり、土居にとって、肯定の一語は、彼が語れない方法論的タブーの中にあった。真の意味では彼は専門書で「生」を語れなかった。彼が「祈り」のテーマを書くことが出来たのは宗教関係の著作だけだった。

こうして、彼の「心の形」については、それに気付いた私、つまり、無宗教の私が語るべきものとなった。それは、私にとって、土居先生との約束となった。しかし、その後、この義務を果たすために、私が何をすべきか、如何に考えるべきか、そこで、直ちに、私は途方に暮れた。無宗教者の「祈り」とは何かを、私が語らなくてはならないからである。

新たな展開があったのは、意外にも、私の遍路体験に於いてであった。

気が付けば、私は空海の地、四国を一人、自分の脚で歩いていた。図らずも、それは私が生きた一人の人間であることを確認する体験となった。疑いもなき、生の、存在の、無条件の肯定体験。遍路を歩いている間、人は全き肯定を体験する。それは、まさに、自然的自己との出会いの体験であり、空海との出会いであり、生の肯定の体験であった。一度、細胞の隅々まで浸透した肯定体験は、生存の感覚として、体細胞の一つ一つに浸透する。二度と、それを消し去ることは出来ない。世界が、自然が、人が愛しい。その感覚は理論や理屈ではない。脚が、その感覚を覚えている。細胞に肯定感が残っている。そして、その肯定は、素朴で無心な「祈り」と共にあった。それは個別宗教の祈りではなくて、万人に共通な普遍的な心の動きとして在った。土居先生が伝えたかったものの幾ばくかを私は感じ取った（熊倉伸宏：あそび遍路．講談社、二〇一〇年）。

彼が語った「隠れた祈り」は多様性の時代に、最も初心な心に帰ることによって、文化、宗教、人種の多様性を超え、個別性を超えた絆に至ることを意味していた。俳人・黒田杏子師のいう「るつぼ」、自他融合によって出現する創造も又、同じ世界を語っている。私がこの本で挙げた人たちは、皆、個を超えて大きな自然を生きた人たちだった。

但し、私個人にとっては、遍路の肯定体験を「楽しかった」の一言で済ますことは出来なかった。人は自分でも語ることが出来ない理由をもって旅に出る。何ものかに誘われて遍路に出る。そこで四国の自然に抱かれて全的な肯定体験をする。しかし、遍路は必ず終了する。遍路の終わりを「結願」という。遍路の願いがかなうとは、全的肯定の時間もまた終了することを意味する。私は

「終わり」の意味を考えなくてはならなかった。空海において「終わり」とは、梵字の「吽」の字義を考えることであった。「終わる」とは、常に、新しい「始まり」であった。何の始まりか。この点は既に、前書に詳細に書いた。

人は全的な肯定の世界から、その肯定を保ったままで、この現代に、この「憂き世」に復帰する。肯定体験は「憂き世」では生きる痛みを生む。信頼には不信が、成功には空虚が、依存には喪失が、甘えには恨みが、愛には裏切りが、生には死が、肯定には否定が潜んでいる。この世には全的肯定が存在することは出来ないように見える。つまり、遍路を終えてこそ、私の体細胞は問う。あの全的肯定は何処に在るのかと。遍路を終えてこそ、この世に生きる意味が切迫した問となる。遍路から戻って、私は初めて、心の臨床を訪れる人と同じテーマを課せられたことに気付いた。肯定とは程遠い人間の現実を実感したとき、人は何を肯定できるのか。

「なぜ私は生きなければならないか」

患者の問いは、いつしか私の問いとなった。結局、問われるのは何時も私だった。肯定とは何かの意味で、現世を超え、再び、現世に帰ること。つまり、「超越」について思考することであった。

そのようなことを考えているときに、空海の肯定と現代をつなぐものとして、子供の時より馴染んでいた芭蕉の言葉が実に素直に入ってきた。近世の初めに位置する芭蕉が私たち現代人に、現代的な肯定の一つの形、基本的な「心の形」を語っていると感じたのである。

このように書くと如何にも私は自覚的に、或いは、計画的に、肯定について、古典について、学習してきたように聞こえるであろう。つまり、計画的に土居健郎からフロイトへ、フロイトから空海へ、そして空海から芭蕉を経て現代の日常に戻った。そう読みとれるかも知れない。しかし、それは事実とは異なる。生の問は研究室の問ではない。理屈では考えられない。脚でしか考えられない。必要なことは脚による思考、つまり、自然的思考である。つまり、この本は私の旅、つまり、精神的放浪の産物である。

肯定をめぐる私の放浪は、実際には、幾つかの予期せぬ出会い、私にとっては掛け替えのない出会いと、不可避の別れによって、自ずと始まった。日常の営みから、自ずと生まれてきた。私を導いたのは、まさに偶然であった。この本も、そのような不思議な出会いと、いくつもの大切な別れによって、自然に生まれた。生とは、そのような不可解であった。

先ずは、心の臨床における師・土居健郎先生と出会った。この点については、既に多くを書いたので、多弁を恐れて、ここでは省略する。ただ、私がこの本で試みたことは、土居先生が私たちに教えてくれた言葉を、後輩たちに語り継ぐことである。

ここに書くべきことは、むしろ、他にある。実に不思議なことに、遍路体験は予想外の貴重な出会いを私に与えた。遍路から日常に復帰する日。つまり、結願の日。私は唯、一人の庶民遍路として、結願のお礼に高野山に行った。私は偶然に高野山無量光院の住職・土生川正道先生と出会った。私は信仰者でも修行者でもない。平凡で物好きな、庶民遍路、否、あそび遍路だった。敬虔な信仰には、元々、無縁であり、宗教には拒否感すら持っていた私。ただ、一身上の理由から、素人の私は独学で空海を読んだ。私にとって、空海は臨床技法のアイディアの宝庫だった。

予想に反して、正道先生は、遍路姿の私を最大の敬意を持って受け止めて下さった。多分、先生が全ての訪問者にするであろうように……。しかも、私がどのように空海に出会ったかを話すと、それをも肯定的に受け止め励まして下さった。「素人さんが手を出すものではない」という態度を示す僧侶も他には居た。独学は余りにも危険だった。しかし、先生は、そのような気配は微塵も示されなかった。それればかりか、入手困難だった空海の「吽字義」のコピーを即座に下さった。その都度、「そこまで読まれましたか」と、簡単に、確かに、励まして下さった。先生が私に接したように、私はケースに接してきただろうか。私に欠けていた「心の形」、土居先生に在って、私に無いものが、正道先生の中にも在った。

その日から、土生川先生は私にとって、願ってもない師、人生の師となった。

更に、高野山は私にもう一つ、奇跡的な出会いを用意していた。無量光院の朝のお勤めの後で、ご住職の部屋で、土生川先生の紹介で、私は俳人の黒田杏子先生と出会った。杏子先生は、私たちの日常語が美しい自然の中に生まれ、長い歴史と多くの出会いによって、言葉の宝石、つまり、美しい季語へと結晶することを教えて下さった。ただ一言の美しさ。生きた言葉は多くの出会いと長い時間によって紡ぎ出されることを教えて下さった。

先生の句は平易な文語体で美しかった。杏子先生との出会いがなければ、生きた言葉の中に美しい自然の「響き」が棲みついていることに、私は気付かなかった。私は言葉の力を見つめることすら知らなかった。口先の技法に幻惑されるだけだった。そして、芭蕉を再解釈する気も起こらなかった。

この本を書く間に、このような多くの貴重な出会いがあった。それは運命的に仕組まれた偶然のように思えた。しかし、多くの貴重な出会いが在るということは、同時に、掛け替えのない別れも在った。

父が他界した。

そのとき、父の実家が真言宗であることを、初めて知った。偶然、友人の義弟・平井和成氏が東京の安養院のご住職をされていることを知った。彼が葬儀を引き受けて下さった。私の家族は救われた。その義理から、檀家がよむべき本を読んだ。無事、葬儀を済ませたかったのである。その偶然から、私は空海の「即身」を知り衝撃を受けた。ここでの思索が始まった。実際、それ以前の私は禅宗の書物ばかり読み漁っていた。それも、ただ、観念的に……。そこに生活が欠けていた。

大切なものは、何時も、研究室ではなくて、日常の些細なことから生まれて来た。答えは、何時も、日々の営みの中にあった。私の頭脳が成果を計算しない時にのみ、有効性とか、効率とか、業績や出世を考えない時、無欲の時、人に助けられた時、患者から学ぶ時。つまり、自己主張を捨てた時、私の頭脳が黙する時、全き受動性に自分を委ねた時にのみ、私に創造が与えられた。それが私の方法であった。

師・土居健郎も他界された。先生を通して、私のなかのキリスト教不信は拭い去られた。最後にお会いしたときの先生は、まさしく、全身全霊、祈りの人であった。隠れた祈りを、人は内に持って生きること、そのようにして、この世を去るべきことを、私は知った。こうして、私の中から、宗教への不信は消えた。

さらに、新興医学出版社の服部治夫氏に、この本の出版を約束した頃、彼は急逝された。私だけで本は作れない。彼の助けがなければ、この本も生まれなかった。私の言葉は印刷物にはならなかった。

このような幾つかの偶然と必然によって、不完全であってこそ人の言葉に相応しいと知った。私の言葉が不完全であることをも恐れなくなった。そして、この本を書き上げた。

今、私は思う。

破綻のない完全な言葉への憧憬が、人から自由な思考を奪うのだと……。私の頭脳こそが、理性の可能性を奪う。そこにこそ理性主義の落し穴、人間の傲慢が棲みつく。完全なものへの嫉妬、神への妬み。「神の座」に座ろうという欲望。そこから、私の思考を開放しなければ、私は自由に思考できない。精神性の世界は見えない。人が心の奥に、真に信じているものは見えない。人が人では居られない。そのような思いで、この本、「肯定」の心理学を書いた。

知らないうちに私は、今、ここで、現代の心理学の基本的な弱点と欠陥を論じている。

現代心理学の専門用語自体が、心の最も大切なものを疎外する。専門語それ自体が精神性の世界を疎外する。近代科学の誕生に既に人間不在の構造が組み込まれている。科学は中立でなくてはならないという要請が、現代心理学の言葉を死語としたのか。長い歴史を持つ宗教葛藤が現代心理学から精神性を排除したのか。

確かに、現代の心理学、哲学、医学において、繰り返し提示される心の理論は心の深奥を語るに適した言葉を持ってはいなかった。基本的な心の形、つまり、「不可能の中の肯定」を語ってはいなかった。科学的心理学の言葉は、見事なほどに精神性を欠いていた。

そのような思いが次第に大きくなるにつれて、古来の日本の言葉が美しく豊かに私に語りかけるようになった。西欧的な科学が誕生する以前。キリスト教以前の日本の言葉。今も、私の体の奥に、古来から生き続けている言葉。そこに私は惹かれるようになった。そこに生の肯定に関する何かが見えてきた。そんな気がした。それこそが心の臨床だと……。そして、この本が生まれた。

私の英国留学において、友人たちが日本に深い関心を持ち、私に重ねて問い掛けたテーマ、日本の精神性。最も日本的なものこそがグローバルなものであった。当時、力不足で私は友人に答えることが出来なかった。それを一度、言葉にしなくてはならない。但し、彼らには済まないが、これを私が英訳する予定はない。万が一、彼らが、この書にたどり着いたならば、この点の無粋を許されたい。

「心の臨床家には詩人や文学者のような言葉の感性が求められる」

私が若いとき、土居健郎先生は、そのように語っていた。それに反発し、科学にこだわった、若い私だった。確かに、臨床研究は科学であった。一方、臨床実践は生きた営みであった。生きた営みには、生きた言葉、つまり、日本語の日常語が必要であった。それは深い精神性と歴史性を持った言葉だった。そうして、私は今、生きた言葉の世界に舞い戻った。そのような私の変化を土居先生は予見していたのだろうか。私が先生の言葉に導かれたのであろうか。先生は今、先生が信じた処から私を見て微笑んでいるのだろうか。私は今、その声を聴いているのであろうか。

もっとも内なる秘められたもの。非合理と合理、実践科学と神秘、肯定と否定が、何の矛盾もなく共存する古典の智慧。現代人が探索を怠ってきた人間知の宝庫が未探索のまま、古典の中に眠っている。こうして、私は現在に生きる「心の形」について考察し、それを「肯定」の心理学として、ここに報告した。

読者の一読に値するものであることを願う。

おわりに

多分、奇書の部類に属する本書に関心を示して下さった読者の方、また、諸先生方に、先ずは心から感謝する。また、私を支えてくださった身近な人たちにも、深く感謝の念を伝えたい。

ここ十年ほど、多くの大切な人が私の元を去った。その「寂しさ」も又、私の大切な人生の営みだと知った。そして、私が旅立つ日も、あまり遠くない未来になった。この生に如何なる意味があるかという問。それは、私の問いである。それを、この本のテーマとして、私の出立の日のために考えておきたかった。業績という学者的な幻影に惑わされることなく、答えのない問いを、答えがないと知りながら考えること。それこそが、人が人とし生まれた以上、為すべき仕事だと、今の私は思う。それが私の「肯定」の心理学であった。

なお、ここでの思索は父の死から始まった。しかし、不思議なことに、そのことを私は自覚してはいなかった。きっと、父もこの本を喜んでくれると思う。そして、今年、白壽を迎えた母に謝意を持って本書を送る。私は今、母から老いが智慧であることを学んでいる。この本で私が見たものは、畢竟するに、己の死の肯定なのかもしれない。

最後に、この本を書く直前に他界された新興医学出版社の服部治夫君氏に、謹んで、お悔やみと感謝の言葉を捧げたい。晴天の霹靂というのは、このことであった。彼とは日本精神神経医学会の編集委員会で出会った。それ以降、彼は一貫して私の執筆を支持してくれた。私は元々、自分の書物が人に読んでいただく価値があるとは思っていなかった。自分のために独語のように書き溜めたものだった。出版不況という状況下、信頼できる良き出版者との出会いがなければ、本は成り立たない。書き手にとって編集者は最初の読者である。言葉少なで、時折、やさしい笑顔を見せる。控えめで律儀ながら、的を得た校正に私の原稿が何度、救われたか。失って、なお、しみじみと思う。彼は実に私の「相棒」であった。そして、治夫君を引き継いでくれた林峰子さんに、深く感謝する。

この書が、真に心の臨床に関わる人たちに、励ましとなることを願って、筆をおく。

二〇一二年五月二十一日　金環日食の日　　著者

JCOPY 88002-176

著者紹介　熊倉　伸宏（くまくら　のぶひろ）

1969年　東京大学医学部卒業
1978年　東京大学医学部助手
1981～1982年　英国 Fulbourn 病院，および MRC 精神医学研究所に留学
1988年　東邦大学医学部助教授
1994年　東邦大学医学部教授
2006年　メンタルヘルス・コンサルテイション研究所開設　現在に至る

著書

「甘え」理論の研究（伊東正裕共著）星和書店　1984,「甘え」理論と精神療法岩崎学術出版社　1993,　臨床人間学　新興医学出版社　1994, 医学がわかる疫学（監訳）新興医学出版社　1996, 社会医学がわかる公衆衛生テキスト（編著）新興医学出版社　2000, 死の欲動　新興医学出版社　2000, 面接法　新興医学出版社　2002, 精神疾患の面接法　新興医学出版社　2003, メンタルヘルス原論　新興医学出版社　2004, 心の探究　誠信書房　2006,「甘え」とスピリチュアリティ　新興医学出版社　2009, 面接法 2　新興医学出版社　2012

第1版発行　2012年10月13日

肯定の心理学
空海から芭蕉へ

（定価はカバーに表示してあります）

検印省略

著者　熊倉伸宏

発行者　林　峰子
発行所　**株式会社　新興医学出版社**
〒113-0033　東京都文京区本郷6丁目26番8号
電話 03(3816)2853　FAX 03(3816)2895

印刷　大日本法令印刷株式会社　ISBN 978-4-88002-176-8　郵便振替　00120-8-191625